ナースのための
臨床推論で身につく
院内トリアージ

最速・最強の緊急度アセスメント

編著 伊藤 敬介 高知県・高知市病院企業団立 高知医療センター
　　 大西 弘高 東京大学大学院医学系研究科医学教育国際研究センター

Gakken

本書に記載されている内容は，出版時の最新情報に基づくとともに，臨床例をもとに正確かつ普遍化すべく，著者，編者，監修者，編集委員ならびに出版社それぞれが最善の努力をしております．しかし，本書の記載内容によりトラブルや損害，不測の事故等が生じた場合，著者，編者，監修者，編集委員ならびに出版社は，その責を負いかねます．
　また，本書に記載されている医薬品や機器等の使用にあたっては，常に最新の各々の添付文書や取り扱い説明書を参照のうえ，適応や使用方法等をご確認ください．

株式会社 学研メディカル秀潤社

序

　本書は，院内トリアージを実践しているトリアージナースの皆さんに向けた"院内トリアージにおける臨床推論"の実践マニュアルであり，教育マニュアルです．"臨床推論"という言葉を最近は時々耳にするようになりましたが，少なからずとも院内トリアージを看護師が実践するようになったことが関係しているのではないかと思います．

　私が"臨床推論"に強い関心を持ったのも，院内トリアージが大きく関わっています．全国的に院内トリアージが理解され，普及しつつある頃，施設に院内トリアージシステムを構築し，全国各地でJTAS（Japan Triage and Acuity Scale）の普及に携わる機会をいただき，看護師による院内トリアージに求められるものを人に伝え，学んでいくなかで"臨床推論"と出会いました．私は，"臨床推論"と出会う以前より，人一倍医学を学び，その医学的知識を活かして，救急看護における「情報伝達」や「準備・調整」といった役割を果たしてきました．しかし，論理的に患者の病態を推論する思考過程について学習したことがありませんでした．もちろん，救急看護に携わるうえで，現象から患者の病態を予測することは経験することだと思います．しかし，ここまで科学的根拠（エビデンス）を基盤として，繊細に慎重に患者の病態を推論するという思考過程は，新鮮で，心の底から"面白い！"と感じました．そして，臨床推論の魅力に取りつかれ，今では，臨床推論こそが自らのライフワークと位置づけるに至っています．

　臨床推論は，臨床で看護を実践している看護師であれば，日常的に用いているはずの思考です．しかし，院内トリアージに求められる臨床推論には，さらに看護教育の基盤にない症候学，診断学などの医学的知識が基盤となります．まさに看護師にとっては未知の世界ともいえます．看護師の役割は「医学的診断」ではありませんが，医学的知識を基盤とした臨床推論を学ぶことによって，患者により安全な医療を提供できるようになることは疑う余地もありません．

　本書では，医師が医学的診断を導くために展開する"診断推論"や診断学のエビデンスである感度・特異度そして尤度比といった「臨床疫学的指標」を，看護師による院内トリアージにおける臨床推論に活用するという新たな試みに

ついて述べています.

　著者が臨床において臨床推論を教育しながら実感したことは，トリアージナース達は，臨床疫学的指標の"数字"に強い興味を示さないということです．トリアージナース達が強い興味を示したのは，臨床疫学的指標に裏付けられた"パール"と呼ばれる疾患の典型的病像がもつ臨床的特徴でした．そこで，本書では1章〜4章において，院内トリアージに活用できる診断学のエビデンスの解説とともに，5章では，症候別に"パール"を紹介しています．

　院内トリアージは，患者の健康問題の緊急性を判断する過程です．看護師による院内トリアージにおける臨床推論とはどのような思考過程であり，どのような知識が必要で，どのような情報を収集すべきなのかという"臨床推論を学習するための基盤"を本書で解説してきたいと思います．将来，多くのトリアージナースが臨床推論を学習する際に本書が役立つことを願っています．

2016年7月　伊藤敬介

目次

第1章 総論：臨床推論とは何か

❶ 臨床推論 …………… 10
1 臨床推論の定義 ……………… 10
2 推論のアプローチ方法 ……………… 10

❷ 看護における臨床推論 ……………… 12
1 看護における臨床推論とは ……………… 12
2 臨床推論の概念 ……………… 13
3 臨床推論とクリティカルシンキング ……………… 14
4 臨床推論における「仮説形成」と「仮説検証」……………… 14
5 看護の役割と診療の補助 ……………… 15
6 トリアージナースに求められる能力 ……………… 17

❸ 診断推論を看護に活かす！……………… 19
1 医師による診断の意味 ……………… 19
2 診断推論 ……………… 19
3 院内トリアージと診断推論 ……………… 20
4 診断推論の関連用語 ……………… 22

第2章 医師による診断のための臨床推論

❶ 医師による臨床推論 ……………… 26
1 臨床推論の定義 ……………… 26
2 情報収集の重要性 ……………… 27
3 論点の明確化 ……………… 29

❷ 医師による臨床推論のプロセス ……… **30**
1 演繹と帰納：仮説演繹法の重要性 ……… **30**
2 臨床推論におけるベイズの定理の応用 ……… **31**
3 網羅的情報収集 ……… **33**
4 徹底検討法 ……… **35**
5 思考の二重プロセス ……… **36**
6 診断推論の一般的プロセス ……… **37**
7 治療やマネジメントを含めたモデル ……… **38**
8 臨床推論／問題解決能力と症例特異性 ……… **41**

❸ 臨床推論の学習と医師教育 ……… **42**
1 作動記憶と鑑別診断の数 ……… **42**
2 知識の量と質 ……… **43**
3 経験と省察の促進 ……… **44**

第3章 看護師による院内トリアージにおける診断推論

❶ 院内トリアージのプロセス ……… **48**
❷ 代表的な診断推論アプローチ① 徹底検討法 ……… **50**
❸ 代表的な診断推論アプローチ② 仮説演繹法 ……… **52**
1 仮説演繹法による診断推論の手順 ……… **53**
2 仮説演繹法の展開の実際 ……… **54**
3 仮説形成 ……… **55**
4 追加の情報収集 ……… **61**
　　パールとは？ ……… **75**
5 仮説検証・仮説再形成 ……… **77**
6 緊急性の判断 ……… **77**

❹ 代表的な診断推論アプローチ③　パターン認識 ……… **79**
　1　パターン認識のメリット ……… **82**
　2　パターン認識のデメリット ……… **82**

❺ 並列認知構造 ……… **84**
　1　パターン認識と仮説演繹法の比較 ……… **84**
　2　臨床判断を誤る診断推論の心理過程 ……… **85**
　3　並列認知構造とは ……… **86**

第4章　臨床推論の学び方

❶ 医学的知識のネットワーク化 ……… **90**
　1　疾患と症候の関連を学習する ……… **90**
　2　ネットワーク化された医学的知識の学習の実際 ……… **91**

❷ クリニカル・パールとスクリプトの学習 ……… **94**
　1　クリニカル・パールとスクリプトの効率的な学習 ……… **95**
　2　緊急性の高い疾患の pertinent negative signs/symptoms を学習する ……… **95**

第5章　院内トリアージにおける症候別の診断推論

❶ 痛み ……… **98**
　1　網羅的な問診 ……… **98**
　2　"Onset（オンセット）"の確認 ……… **98**
　3　体性痛・内臓痛・関連痛 ……… **100**

❷ **胸痛** ……… **104**
　1　胸痛患者へのトリアージのアウトカム ……… 104
　2　見逃してはならない疾患の特徴 ……… 106
　3　トリアージにおける臨床推論 ……… 108

❸ **腹痛** ……… **123**
　1　腹痛へのトリアージのアウトカム ……… 123
　2　見逃してはならない疾患の特徴 ……… 125
　3　トリアージにおける臨床推論 ……… 128

❹ **頭痛** ……… **145**
　1　頭痛へのトリアージのアウトカム ……… 145
　2　見逃してはならない疾患の特徴 ……… 147
　3　トリアージにおける臨床推論 ……… 149

❺ **発熱** ……… **163**
　1　発熱患者へのトリアージのアウトカム ……… 163
　2　見逃してはならない疾患の特徴 ……… 165
　3　トリアージにおける臨床推論 ……… 168
　　　コラム　インフルエンザ vs かぜ ……… 178

索引 ……… **179**

第1章

総論:
臨床推論とは何か

1

1 臨床推論

❶ 臨床推論の定義

　最近,「臨床推論」という言葉をよく目にするが,いったいこの言葉にはどういった意味があるのだろうか？ そもそも「推論」とは何だろうか？

　人は「正しく考え,判断する」ことを望んでいるはずである.人がものごとを考えるとき,「ある事柄を前提として,何らかの結論を得ること(**推論**)」が重要な働きをしている.

　推論は,医療現場だけでなく,実は日常生活のなかにもありふれた思考プロセスである.例えば,「今日は休日なので外出しよう」と思い,家の窓から天気を確かめてみる.すると,さっきまで晴れていた空が曇り空になっていたので,「雨が降りそうだ」と予想するだろう.雨が降るなら傘を持参する必要がある.そこで,「雨が降りそう」という予測が的中しているのかを確認するのに,天気予報などを参考にすることだろう.そうすることで,「雨が降る」という可能性(確率)を推理していく.その推理の結果,最終的に傘を持っていくかどうかの結論に至る.この思考プロセスが「推論」なのだ.

　看護実践のなかで展開される推論を臨床推論という.臨床とは「病床の患者に接して実際に看護を行うこと」であり,推論とは「推理・推察によって結論を導くこと」と定義されている.つまり,臨床推論とは,「病床の患者に接しながら推理によって健康問題を明らかにし,解決しようとする際の思考過程やその内容」といえる.

❷ 推論のアプローチ方法

① 帰納的(前方)推論

　帰納とは,推理・思考のアプローチ方法の1つで,個々の具体的な事柄から一般的な原理や法則を導き出すことである.例えば,**図1**のようにバナナ,

リンゴ，メロンを食べてみたところ，すべてが甘かったとする．それで，バナナ，リンゴ，メロンが果物であるとするなら，結論として果物は甘いという一般原理が導かれる．これが，**帰納的推論**である．

② **演繹的（後方）推論**

　演繹も推理・思考のアプローチ方法の1つで，帰納とは逆に，一般的な原理や法則から個々の結論を導き出すことである．例えば，**図2**のように「果物は甘い」という一般原理（前提）があるなか，「リンゴが果物」であるという事実があれば，「リンゴは甘い」という個別的な結論が導き出される．これが演繹的推論である．

図1　帰納的（前方）推論

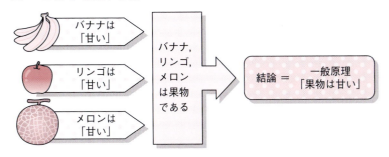

図2　演繹的（後方）推論

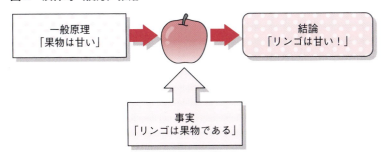

看護における臨床推論

❶ 看護における臨床推論とは

「看護実践」とは**問題解決過程**であり，すなわち「患者に何らかの健康上の問題が生じている際に，その問題を解決すること」といえる．看護実践における問題解決過程は，**看護過程**とも呼ばれている．看護過程は「情報収集・アセスメント」「問題の明確化」「看護計画立案」「実施」「評価」の5つの要素で構成されている．この看護過程を展開するとき，看護師はどのような思考過程を展開しているのだろうか．

看護実践に"**臨床推論**"は，不可欠な構成要素であるといわれている[1]．もっと具体的に説明すると，「臨床推論とは，患者の情報を処理して，問題，状況，計画の介入を実施し，成果を評価するプロセス」[2]である．この臨床推論のプロセスは，看護過程のプロセスそのものだといえる．つまり，**「臨床推論」とは看護過程における思考過程**のことであり，問題解決過程における思考過程なのである．

看護過程は上述のように5つの要素で構成されているが，"臨床推論"は，とくに「情報収集・アセスメント」の段階において展開される思考や推理といえる．

このように，看護学領域における「臨床推論」は，診断という医行為に踏み込まないようにしつつ，看護診断，アセスメントといった用語で表現されるような，患者の健康状態を同定し，看護ケアに関連づけるための思考過程であり，臨床で看護を実践している看護師であれば，日常的に用いているはずの思考過程なのである．

2 臨床推論の概念

臨床推論は以前より「意思決定」や「臨床判断」の同義語として使われてきた．しかし，過去20年間の研究によって，**「意思決定」や「臨床判断」に先行する認知の過程**があることが確認された．この先行する認知過程から臨床判断（意思決定）に至るまでの思考過程を臨床推論という．

臨床推論は，データ分析（情報の解釈），熟考（思案），経験則（形式のない思考戦略），推論（憶測），認知（知覚または自覚），メタ認知（思慮深い考え），論理（論拠），情報処理（情報整理），直感（推論に頼らない見識）という属性からなる（**図1**）．

この属性からも，臨床推論は情報の整理・解釈，認知力，論理的思考，直感的思考などからなり，単純な思考過程でないことがわかる．臨床推論の概念は，「認知，メタ認知のもとに，患者の情報を収集して分析し，その意味を評価し，解決策を導くために練りあげられた特定の知識を用いる複雑な過程」と定義される．

図1 臨床推論の属性[3)]

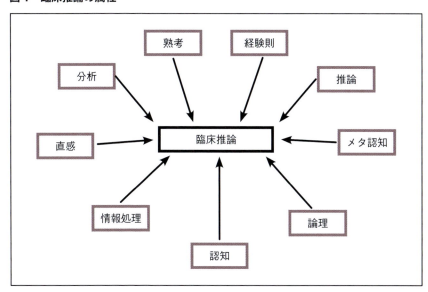

❸ 臨床推論とクリティカルシンキング

　看護の世界では，クリティカルシンキング（批判的思考）という言葉が，看護の思考のスキル（技能）として語られてきた．クリティカルシンキングとは，意図的な目的志向型の考え方であり，技術を基本とした「思考能力」とクリティカル（批判的）な思考を推し進める「態度」から構成される．

　看護の場面で例にあげると，受け持ち患者の具体的な症状や病室で観察された現象を抽象化する能力，患者に関する多様な情報から推論を推し進め，証拠となるデータを集めながら患者の個別性にも配慮し，論理的にものごとを判断していく能力をいい，エビデンス（科学的根拠）に基づいた看護実践には不可欠である．

　Ennis[4]はクリティカルシンキングを，「自分の推論過程を意識的に吟味する反省的な思考であり，何を信じ，主張し，行動するかの決定に焦点を当てる思考」と述べている．つまり，臨床推論は，クリティカルシンキングによって構成されているといえるだろう．

❹ 臨床推論における「仮説形成」と「仮説検証」

　Elsteinら[5]は「臨床推論過程では，臨床家はまず患者の手がかり獲得のために初期の過去データを収集し，可能な診断の初期仮説を生成する．そして，臨床家は最終的な意思決定までこれらの仮説を支持するか除外するかの解釈のために詳細に情報を集める」としている．仮説とは「いろいろな事柄の間の関係が，実際には確かめられていない場合，それを統一的に説明するための理論的な仮定」のことである．

　看護における臨床実践においても，患者と健康問題の間にある（健康問題の原因となっている）疾患・病態についての情報収集を行って，「○○病かな？」という「**仮説形成**」を行う．そして，その仮説に関する詳細な情報を収集し，その解釈によって「**仮説検証**」を行う．仮説検証の結果に基づき，看護師は「臨床判断」や「意思決定」を行い，看護ケアの提供を実践し，さらに実践した看護ケアの成果から仮説が正しいか間違っているかの「臨床判断」を行っていると考えられる．

図2 「仮説形成」と「仮説検証」

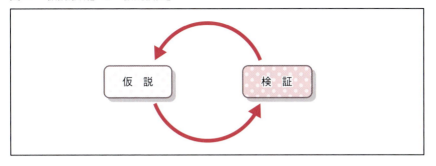

　例えば、肺炎で入院している患者のSpO_2値が低下したとする．看護師はSpO_2値低下という現象から、"喀痰（気管分泌物）貯留による気道の閉塞"が原因ではないかという「仮説」を形成する．そして、その仮説が正しいかを検証するための情報収集を行う．つまり、聴診によって呼吸音の減弱、副雑音の聴取といった気管支分泌物の貯留を示す所見の有無を確認し、"喀痰貯留による気道閉塞"という仮説が正しいかどうかという「仮説検証」を行う．

　その結果、呼吸音の減弱や副雑音の聴取といった気管支分泌物の貯留を示す所見を認めたため、SpO_2値の低下は"喀痰貯留による気道の閉塞が原因"という仮説が正しいという臨床判断を行い、患者に対して気管吸引という看護ケアを提供する．その後、処置の成果の評価を行う．

　気管吸引による喀痰除去の結果、SpO_2値の上昇、呼吸音の改善を確認できれば、"喀痰貯留による気道閉塞"という「仮説」は正しかったということになり、「非効果的気道浄化」という看護診断が導き出される．これが臨床推論の思考過程の一連の流れとなる．

　この「仮説」を形成し、検証するという一連の過程は、臨床推論の中核といえる（**図2**）．

❺ 看護の役割と診療の補助

　看護師の役割は、保健師助産師看護師法第5条に明記されている「療養上の世話（ケア）」と「診療の補助（キュア）」である．医療の概念構造において、キュアとは「加齢・健康状態」と「人と生活」の境界に位置し、ケアとは「人と生

図3　医療の概念構造におけるキュアとケア

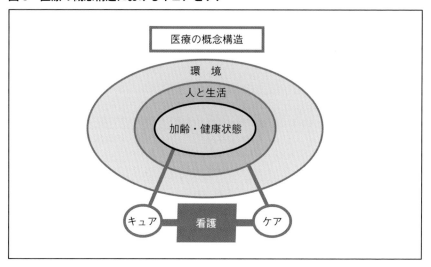

活」と「環境」の境界に位置する（**図3**）．

　療養上の世話については，看護師が独自の判断で実施が可能であるが，診療の補助は「医師の指示を必要とする行為」として位置づけられてきた．しかしながら，夜勤病棟での場面や訪問看護など，医師不在のなかの第一線においては，診療の補助に関しても独自の判断を求められる機会はたくさんある．その最たるものが，「看護師による院内トリアージ」といえるだろう．

　世界の看護教育の動向は，職業教育から専門職教育へとシフトしつつあり，卒後教育におけるスペシャリスト教育が急速に進んでいる．また，教育と実践のギャップが拡大し，高等教育への指向性が高まりつつある．

　そういった背景のなか，日本では2015年10月「特定行為に係る看護師の研修制度」が創設され，特定行為研修が本格的に開始された．「特定行為」とは，侵襲性の高い医行為（キュア）であり，難易度の高い臨床判断（意思決定）が求められる．その臨床判断（意思決定）を導く思考過程が臨床推論といえるだろう．

　今，まさにキュアの分野における現実の認識と，キュアとケアを統合・融合する機能の開発，そして，看護師の役割に関する認識を再考していく時期であるといえる．そういった看護の動向が，「臨床推論」が注目されている理由の1つであることは疑う余地もない．

臨床推論と正確な臨床判断（意思決定）は，現代看護実践の不可欠な要素であり，救急外来におけるトリアージにおいても極めて重要といえるだろう．

6 トリアージナースに求められる能力

わが国の救急医療は，有病率の高い高齢者の増加による医療需要の増加，外来受診患者数の増加，診療報酬の改訂や入院患者に対する在院日数の短縮化などの問題に直面している．そういった救急医療における問題が加速するなか，国民のニーズに沿った円滑で効率的な救急医療を提供し，医療の質を向上させるために，わが国では1990年代後半から救急外来看護師などによる「院内トリアージ」が注目されるようになった．

Fryら[6]は「患者の緊急性と介入の必要性について正確な臨床判断をするトリアージナースの能力は，安全かつ効果的な救急医療の提供に不可欠である」と報告している．

カナダ救急看護学会（National Emergency Nurses Association：NENA）は「院内トリアージとは，批判的思考法を用いて並び替えを行う過程であり，患者が救急部に到着次第，迅速に経験ある専門看護師が以下の評価を行う．①現在の症状を評価し，緊急度・重症度を決定する．②患者をトリアージのカテゴリーに当てはめる．③適切な治療を受けるまでの過程を決定する．④効果的・能率的に業務を遂行するために，適切な人的医療資源を割り当てることの評価を行う．」と定義している．

また，JTAS（Japan Triage and Acuity Scale）2012ガイドブック[7]では「緊急度判定（トリアージ）は救急部における業務の一過程であり，経験ある専門の看護師が批判的思考法（臨床推論）と標準化されたガイドライン一式を用いて，患者の評価および優先順位付けを行い，治療を受けるまで患者が安全に待つことができる時間を決定することである」と述べられている．これは，トリアージとは「救急外来で行われる重要な業務の1つ」であり，「ガイドラインがあれば，看護師なら誰でも行える業務ではないこと」を意味しているといえるだろう．

つまり，トリアージナースには，救急患者の特徴の理解や幅広い病態に対するアセスメント能力などの専門的知識と技術に加え，**批判的思考法による臨床**

推論を展開する能力が求められる．

　これまで，「臨床推論」とは看護過程における思考過程であり，医学的診断という医行為を含まない思考過程であると説明してきた．しかしながら，院内トリアージに求められる臨床推論とは，少なからずとも医学的診断の側面をもっている．

　Bennerら[8]は，「臨床看護実践において患者の臨床所見や疾患の病態生理学的あるいは診断的側面が必要になる」と述べている．

　実際に看護師が臨床推論による診断的側面を活用できる代表的な場面は，①救急外来患者における緊急度の判断（トリアージ）と，②入院患者の状態変化の判断（急変対応）の2点である．さらには各種福祉施設や訪問看護など，医師不在の状況で看護師独自の判断を求められる機会には診断的側面をもった臨床推論が必要となる．

　先述したとおり，院内トリアージはJTASのようなガイドラインがあれば，誰でも行える業務ではない．トリアージナースは，臨床推論を展開することで，患者の健康上の問題からリスクの大きさを予測しつつ，緊急性を判断していく必要がある．このリスクとは，「疾患」や「病態」といえる．

　院内トリアージとは，診断的側面としての臨床推論を展開し，患者の「疾患」や「病態」を予測して，その疾患・病態の緊急度・重症度によって緊急性を判断することなのである．

引用・参考文献
1) Banning M: Clinical reasoning and its application to nursing: concepts and research studies. Nurse Educ Pract 8:177-83, 2008
2) Lapkin S, Levett-Jones T, Bellchambers H, et al: Effectiveness of Patient Simulation Manikins in Teaching Clinical Reasoning Skills to Undergraduate Nursing Students: A Systematic Review. Clinical Simulation in Nursing 22:e1-e16, 2010
3) Simmons B: Clinical reasoning: concept analysis. J Adv Nurs 66:1151-8, 2010
4) Ennis RH: A taxonomy of critical thinking dispositions and abilities. US: Henry Holt & Co; 1987
5) Elstein AS, Shulman LS, Sprafka SA. Medical problem solving: an analysis of clinical reasoning. Cambridge, MA: Harvard University Press; 1978
6) Fry M, Burr G: Current triage practice and influences affecting clinical decision-making in emergency departments in NSW, Australia. Accid Emerg Nurs 9:227-34, 2001
7) 日本救急医学会，日本救急看護学会，日本小児救急医学会，他監：緊急度判定支援システムJTAS2012ガイドブック．東京：へるす出版；2012
8) Benner P, Sutphen M, Day L, 他．看護師のように見たり考えたりするようになること 臨床推論およびケア実務（Learning to See and Think Like a Nurse: Clinical Reasoning and Caring Practices）．日看研会誌 30:23-7, 2007

3 診断推論を看護に活かす!

❶ 医師による診断の意味

　医師の大きな使命は,患者の命を救い,病や苦痛を取り除く「治療」であり,予見される病態の発現を防ぐ「予防」である.その使命を果たすためには,患者がどのような病態であるかを把握し,その病態に「**診断**」をつけることが必要である.「**診断**」することによって,その**診断ごとに有効性がすでに証明されている治療方法や予防方法**(マネジメント)を選択することが可能となる.つまり,医師による医学的な診断とは,どのように患者を治療すればよいかを把握するための**知的分類作業**といえる.

❷ 診断推論

　医師による臨床推論は,当該患者の疾病を明らかにし,解決しようとする際の思考過程や内容と定義されているが,『疾病を明らかにする』の部分については,診断推論と呼ぶこともある(図1).

図1　臨床推論と診断推論

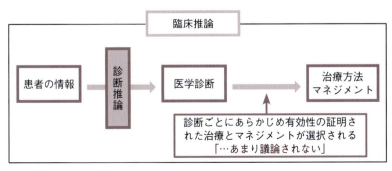

診断推論とは「患者の診断を明らかにしようとする際の思考過程やその内容」に限局している．臨床推論は，診断だけでなく，治療やマネジメントから，治療効果を評価することまでも含む．

　しかし，患者の健康問題を解決するには「診断」が鍵となり，診断ごとに選択される治療やマネジメントはあまり議論されないため，「臨床推論」は「診断推論」と同じ意味で用いられることが多い．

❸ 院内トリアージと診断推論

　看護における「臨床推論」とは，看護過程における思考過程のことであり，院内トリアージに限って展開される思考過程ではない．

　先にも述べたとおり，看護において診断的な臨床推論を展開する場面はある程度限局されている．診断的な臨床推論を最も展開しているのは，院内トリアージの場面といえるだろう．院内トリアージの場面ほど，診断名が明らかになっていない状況のなかで看護師が多くの患者と接しながら，かぜ症候群のような緊急性の低い疾患から急性心筋梗塞のような即時対応を必要とする緊急性の高い疾患まで，さまざまな疾患と向き合う機会はない．

　トリアージナースは，こういった診断名が明らかにされていない多くの患者の「疾患」や「病態」を予測し，その疾患・病態の緊急度・重症度によって緊急性を判断している．つまり，トリアージナースは，患者の「疾患」や「病態」を予測する思考や推理である診断的な臨床推論を展開しているのだ．

　図2に示すように，広い意味ではトリアージナースによる臨床推論は，患者の病態・疾患を予測することで，緊急性を明らかにして診察までのマネジメントする際の思考過程といえるが，『病態・疾患の予測』をするための思考過程は診断的な臨床推論（診断推論）といえる．<u>本書では，看護師によるこの診断的な側面をもつ臨床推論を「診断推論」と呼ぶようにする．</u>

　それでは，医師による診断推論とトリアージナースの診断推論の違いは何だろうか？

　医師の診断推論のアウトカムが「医学的診断」であるのに対し，**トリアージナースの診断推論のアウトカムは「緊急性の判断」**となる．この違いが非常に重要な意味を持つ．

図2 医師とトリアージナースの診断推論

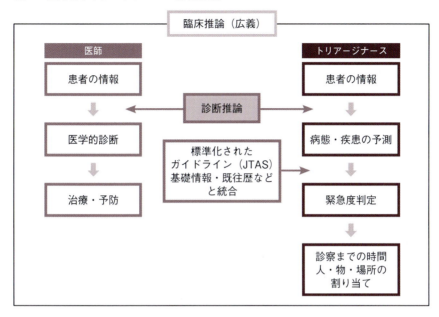

　医師は医学的診断によって，治療を決定する．例えば，末梢性めまいの患者において，「良性発作性頭位めまい症」と「メニエール病」では治療が異なるため，医師は両者を鑑別する必要がある．

　しかし，トリアージの場面においては，この両者に緊急性の格差がないとすれば，目の前の患者が「良性発作性頭位めまい症」か「メニエール病」かを鑑別するという医学的診断は必要ない．患者の疾患の予測を，良性発作性頭位めまい症やメニエール病という診断群が包含された「末梢性めまい」という枠組みにとどめ，緊急性の高い「中枢性めまい」という枠組みを除外すればよいわけである．

　トリアージナースの診断推論は，診断が目的ではなく，緊急性を判断する思考過程であることを十分に理解しておくことが重要である．

　医師は，患者の病的状態をどのように治療・予防するかを把握するために，患者の病的状態を「診断」と割り振る知的分類作業である．それに対し，トリアージナースによる診断推論は，患者の病的状態を「トリアージレベル」に割り振る知的分類作業である．トリアージレベルとは，JTASでいうならば青，赤，

黄，緑，白の5段階に分類された緊急度レベルである．

医師とトリアージナースによる診断推論は，どちらも患者の健康問題をカテゴライズ（分類）する作業なのだが，その分類が，医師は「医学的診断」であり，トリアージナースは「トリアージレベル」となる．

❹ 診断推論の関連用語

診断推論の関連用語を整理しておく．

患者が，自分自身が感じている身体や心の不調を「症状」（symptom）という．症状は，患者が自発的に医療者に訴えるものと，医療者から尋ねられて話すものの両方を含む．

そのうち，患者が自発的に訴える症状を「愁訴」（complaint）といい，患者が医療機関を受診する直接の動機となった症状であり，最も診断（疾患名を明らかにすること）に寄与する症状を「主訴」（chief complaint）という．主訴は，医業における鑑別診断のとりかかりとして重視され，主訴によって鑑別診断に一定の方向性をもたせることが可能となる．

看護師による院内トリアージにおいても，主訴を同定することはトリアージの基本的要素であり，主訴によって緊急性を判断するための臨床推論に方向性を持たせることとなる．よって，主訴はトリアージにおいても，非常に重要な情報となる．

一方，「所見・徴候」（sign）は身体診察や検査などによって医療者側から確認した情報をいう．患者の主観的情報の「症状」と，客観的情報の「所見」を合わせたものが「症候」となる．

例えば，前胸部の疼痛と嘔気を訴える患者がいるとする．顔色は青白く，四肢は冷たく湿っている．この患者の症状は「前胸部の灼熱感」と「嘔気」だが，患者の診断に最も寄与しそうな症状は「前胸部の灼熱感」なので，主訴は「胸痛」となる．また，医療者が視診と触診で確認した「蒼白」と「湿潤」は所見となる．

こういったように，症状や所見，主訴を確認していくことは，患者の訴えや身体に起こっている現象を医学用語に変換する作業ともいえる（**図3**）．

図3 診断推論の関連用語

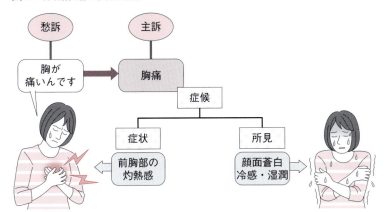

医師による診断のための臨床推論

1 医師による臨床推論

　医師の業務において最も重要なのは，患者が抱えている症状の原因となる問題を診断し，治療やマネジメントにつなげて，その症状から解放できるようにすることである．医師がどのような思考プロセスでこのような作業を進めていくのかを「臨床推論」と呼ぶ．

　本章では，この臨床推論を医師がどのように行っているのかを中心に，その理論的背景，プロセス，学習や教育についてみていきたい．

❶ 臨床推論の定義

　まずは，具体例からみていこう．

> 例：心窩部痛を訴える肥満気味の75歳男性が，夜中に救急受診．来院1時間前から急にみぞおちの辺りに重苦しい痛みが生じ，じっとしていられない感じを見て，家人が自家用車で連れてきた．

　この事例では，75歳男性患者が心窩部痛を訴えて救急受診している．医師は，この患者の問題が何であるかを突き止め，治療やマネジメントにつなげなければならない．このように，「患者に生じた健康問題を明らかにし，解決するために，問題点を予測し，論じること」を「**臨床推論（clinical reasoning）**」と定義する．また，その中で特に診断を目的に行われる臨床推論を「**診断推論（diagnostic reasoning）**」と定義する．これらの定義は，どのような場面，どのような職種を議論の中心に据えるかによって若干違いがみられる．

　まずは，診断推論を中心に考えてみよう．みぞおちの辺り，すなわち心窩部に重苦しい痛みが1時間前から急に出現し，その痛みが持続し，患者はじっとしていられないような辛い状況にある．家人が連れてきたということは，自分

で動いて来院することが難しいのかもしれない．痛みの場所から，上部消化管が考えやすいということで，一般的疾患の1つでもある消化性潰瘍の可能性が高そうである．消化性潰瘍も，場合によっては消化管穿孔につながるため，重症度は低いと言い切れない．また，見逃してはいけない疾患としては，心筋梗塞の可能性もある．こちらの方がはるかに致死率が高いが，「心臓」＝「胸部の臓器」という思い込みによって，心窩部痛は腹部臓器由来という固定観念にとらわれると誤診のもとになるだろう．

　一方で，トリアージという観点に立った場合，どう考えるべきだろうか．夜中に受診した患者に対し，救急外来で重苦しい心窩部痛が1時間持続しており，心筋梗塞の可能性があると疑った時点で，急変のリスクも考慮せざるを得ず，呼吸循環の維持という視点が生まれてくる．バイタルサインを簡単に確認すると同時に，静脈ライン確保は必須となるだろう．もちろん，そのように考えるときの目標は「救命」であり，「生命の維持・確保」であることは疑いない．しかし，同じような痛みであっても，他の慢性疾患で緩和医療が実施されているような場合には，「安らかな死」がゴールになることもある．このように，状況に応じて医療のゴールは変化し得るし，それによって例えば呼吸状態が安定しない場合に，気管挿管を選択するか否かといった点についても，そのまま突き進んでよいかどうかが決まることになる．

　ここで，再度「患者に生じた健康問題を明らかにし，解決するために，問題点を予測し，論じること」という定義に戻ろう．病名，疾患を明確化する「診断」とともに，疾患に対する治療などの介入を主体とする「マネジメント」が普段の医療の目標となることが多い．しかし，その先には「生命の維持・確保」か，「安らかな死か」といった「医療のゴール設定」があって初めて診断やマネジメントを「どのように，どこまで行うか」が明確になることがわかる．

❷ 情報収集の重要性

　医療は，患者が医療現場に問題を持ち込んでスタートする．痛い，苦しいといった症状があっても，患者が自分なりに，あるいは家族や知人などに相談して対処している場合には，セルフケアの範疇に収まり，医療の出番はない．セルフケアでは満足のいった対応ができないと考えた場合に，健康問題を持った

人は,「患者」となって医療に身を委ねることになる.

　医療は,医師や看護師などの医療専門職によって提供される.こういった医療専門職は,基本的に業務独占規定を持つような専門的知識や技能によって保証されている.医療専門職は,患者や付き添い人から情報収集し,患者の問題を同定するという役割・責任を負うが,もとは患者自身に生じた問題に関する情報を患者自身に語ってもらい,あるいは診察や検査によってさらなる情報収集を進めることで,問題を明確化させるために専門的な知識や技能が必要になると考えて良い.

　医師の診断においては,患者が語った内容〔病歴（history）と呼ばれる〕だけによる診断と最終診断の一致率に関する研究がなされている.Hamptonら[1]では83％,Sandler[2]では56％とデータには若干の変動があるが,病歴情報が診断における開始点となり,最も重要な位置を占めているという点は疑いないだろう.さらに,身体診察,各種検査による情報が加わり,診断はより正確になっていく.

　医師の仕事においては,治療やマネジメントの意思決定についても同様に高度な知識や経験を必要とする認知作業である.診断が決まれば,それに応じて根拠に基づく医療（evidence-based medicine: EBM）の考え方,診療ガイドラインで治療が自動的に決まってくるという考え方もあるが,それぞれの患者の状況に応じて,治療の方針に変化が生まれるという考え方もあり得る.

　治療やマネジメントの意思決定は,患者側との共同意思決定（shared decision making）であり,患者の自己決定権（autonomy）も重要である.しかし,共同意思決定をするために医師から患者に提示する情報の枠組みは,医師が持つ考えに大きく左右される.例えば,前述の事例においては,心筋梗塞が疑われる患者（あるいは家族）に対して「心臓カテーテル検査を行い,血栓溶解療法,冠動脈形成術,冠動脈バイパス術を行う可能性がある」と説明し,同意を得る必要性がある.患者側はこういった意思決定が必要だということを医師から説明されて初めて知り,急変の可能性も考慮しつつ,即断即決しなければならない.もし,患者に認知症があり,元気な頃には「病気になったらポックリ逝きたい」と言っていたという話が聞かれれば,意思決定の方向性に影響が生じるかもしれない.これも情報収集の重要性の一例と考えるべきだろう.

❸ 論点の明確化

　診断をつけることは，問題解決の大きな一歩だが，診断がついたとしても治療が上手くいかなければ患者の症状は治まらず，問題が解決しないということもあり得る．ただし診断をつければ，治療やマネジメントを明確にしやすいし，予後が分かりやすくなる，仕事や役割から解放されるといった形でさらなる展望も開ける．

　同様の影響は，治療やマネジメントのオプションを示す際にも出現する．例えば，心筋梗塞に対し，緊急冠動脈バイパス術を行うことになれば，「この術式のオプションとしてどのようなバイパス血管があり得るのか」，「それぞれの開存可能性は？」といったさらなる議論も生まれるし，そもそも「開胸手術自体のリスクや後遺症」といった話題も出るだろう．

　このように，診断にせよ，治療やマネジメントにせよ，選択肢を示すことで，その先の議論がしやすくなるという効果がある．選択肢のそれぞれの概念に関連して，議論すべき領域が限定され，比較検討可能な形になるとも言えるだろう．逆に言えば，治療やマネジメントの選択肢は，比較検討可能なように複数準備し，患者側に選択してもらうのがインフォームド・コンセントの基本であり，これも医師がお膳立てしなければならない．医師は，こういったさまざまな心的作業を日常的に行っているが，その認知プロセスは医師自身も意識しておらず，無意識に自動化されているとも言われる．そのため，分析するために言語化して欲しいと思っても，上手く進まないことがある．

引用・参考文献
1) Hampton JR, Harrison MJ, Mitchell JR, et al: Relative contributions of history-taking, physical examination, and laboratory investigation to diagnosis and management of medical outpatients. Br Med J 2: 486-489, 1975
2) Sandler G: Costs of unnecessary tests. Br Med J 2: 21-24, 1979

2 医師による臨床推論のプロセス

❶ 演繹と帰納：仮説演繹法の重要性

　第1章でも述べたように，推論には，演繹的推論と帰納的推論がある．演繹的推論（deductive reasoning）の典型例は，一般原則から個別の事例に関する議論を行うものである．例えば，「狭心症では胸部圧迫感がある」という命題から，「Aさんに狭心症がみられるとすれば，Aさんには胸部圧迫感がある」という個別事例の議論が導かれる．

　Elsteinらは，診断推論の基本が仮説演繹法（hypothetico-deductive method）であると論じた[1]．これは，上の例をそのまま用いると，胸部圧迫感のある患者Aさんにおいて，「Aさんが狭心症である」という仮説を置くと，「Aさんには胸部圧迫感がある」という演繹的推論による結論が得られるという方向での推論の方法といえる．教科書などの多くは，診断ごとに頁を割き，その中を定義，疫学，症状，身体所見，検査所見，治療やマネジメント，予後といった項目に分けて述べており，診断仮説を置くことで，そこに記載されている症状や所見を確認するような推論が進められることが理解されるだろう．

　一方で，帰納的推論（inductive reasoning）は，個別事例から一般的な規則・法則を見出そうという論理的推論の1つである．「胸骨の奥に強い圧迫感がみられたAさんも，同様の症状があったBさん，Cさんもみんな狭心症であった」という事実から，「胸骨の奥に強い圧迫感がみられる患者は狭心症である」という結論を導き出すような方法である．しかし，このような推論は，「ほぼ同じような症状を持つDさんがパニック発作であった」という事例によって，「胸骨の奥に強い圧迫感がみられる患者の多くは狭心症である」という結論に変わる．

　他方，「AさんもBさんも胸部圧迫感が左下顎部に放散した」という別の情報から，「胸部圧迫感が左下顎部に放散したら狭心症の可能性が高い」という

新たな推論が導かれることもある．同様に，病歴や診察・検査による所見の中には，ある診断の確率を上昇させるもの，低下させるものがあることも説明可能となっていく．

仮説演繹法が便利なのは，診断仮説を置いたときに，その仮説の確からしさは「事前確率○％で正しそうだ」という形で表現可能であり，さらにその診断仮説に関連した症状や所見（医学テキストにおけるその診断の項目に書かれている症状や所見）の有無により，事後確率が上がるか下がるかといった統計学的な議論が可能となる点である．これは，医学的な議論は，通常このように仮説設定と情報収集を繰り返しており，科学的思考の基本であると言ってもよいだろう．

❷ 臨床推論におけるベイズの定理の応用

根拠に基づく医療（evidence-based medicine: EBM）においては，診断の確率的な判断に関し，ベイズの定理を用いた議論がなされる．事前確率から事後確率を求めるためには，①2×2表を用いて概算する，②事前確率を事前オッズに直し，尤度比（likelihood ratio: LR）を掛けて事後オッズを求め，再度事後オッズを事後確率に直す，などの方法が利用できる（図1）．

このように聞くと，非常に科学的に妥当な方法のように思える人が多いだろう．方法論として疑う余地はないのだが，意外と計算は難しいため，その結果が直感と合わないと感じられることが多いのは問題といえなくもない．例えば，ある国の男性において感染症の罹患率が0.1％，検査の感度0.98，特異度0.99のとき，ある男性が検査陽性なら感染している確率がどれだけかを求めさせると，8.9％という結果となる（図2）．これは直感よりもかなり小さいと感じる人が多いことが知られている[2]．

現場で，感度や特異度，尤度比をより利用しやすくするため，量的ではなく，質的な表現にした一般的ルールも作られている．感度・特異度については，SpPin，SnNout（それぞれSpIn，SnOutと呼ばれることもある）が非常に使いやすい[3]．これは，特異度（specificity）が高い検査・診察項目は陽性（positive）のときに診断の採り入れ（rule in）に使いやすく，感度（sensitivity）が高い検査・診察項目は陰性（negative）のとき診断の除外（rule out）に使いやす

図1 診断に関するEBMの方法論

		疾患	
		あり	なし
症状や所見	あり	a	c
	なし	b	d

$$感度 = \frac{a}{a+b} \quad 特異度 = \frac{d}{c+d} \quad 事前確率 = \frac{a+b}{a+b+c+d}$$

$$事前オッズ = \frac{事前確率}{1-事前確率} = \frac{a+b}{c+d}$$

$$陽性尤度比 = \frac{感度}{1-特異度} = \frac{\frac{a}{a+b}}{\frac{c}{c+d}} \quad 陰性尤度比 = \frac{1-感度}{特異度} = \frac{\frac{b}{a+b}}{\frac{d}{c+d}}$$

事後オッズ=尤度比(陽性・陰性)×事前オッズ

$$陽性の場合:\frac{\frac{a}{a+b}}{\frac{c}{c+d}} \times \frac{a+b}{c+d} = \frac{a}{c} \quad 陰性の場合:\frac{\frac{b}{a+b}}{\frac{d}{c+d}} \times \frac{a+b}{c+d} = \frac{b}{d}$$

$$事後確率 = \frac{事後オッズ}{1+事後オッズ}$$

$$陽性の場合:\frac{a}{a+c} \quad 陰性の場合:\frac{b}{b+d}$$

図2 感染症問題における2×2表による解答

1) 2×2表による解法

		疾患			
		あり	なし	計	
症状や所見	あり	98	999	1097	→事後確率= 98/1097 = 0.0893…
	なし	2	98,901	98,903	
	計	100	99,900	100,000	→事前確率= 100/100,000 = 0.001

2) オッズや尤度比を介した解法
　事前確率:0.001, 事前オッズ:0.001, 陽性尤度比:0.98/(1−0.99)= 98
　事後オッズ:0.0981, 事後確率:0.0893

いという意味である．また，陽性尤度比10以上は診断の採り入れに有用で，陰性尤度比0.1以下は診断除外に有用というようなルールも知られる[4]．

　感度や特異度，尤度比は，複数の症状や所見において，その特性を比較するという観点では非常に有用であろう．例えば，くも膜下出血の診断におけるシステマティックレビュー[5]で得られているデータから，①雷鳴様頭痛，②人生最悪の頭痛，③頸部痛・項部硬直，という3つの症状の数値を求めてみると，それぞれ，①感度82.6％，特異度45.3％，②感度99.2％，特異度24.4％，③感度76.5％，特異度68.4％であることがわかる．これらのデータとSnOutというルールから，CTを撮らずにくも膜下出血を除外するために最も効果的なのは「今回生じた頭痛はこれまでの中で最悪の頭痛ですか」という質問であることがわかる．

❸ 網羅的情報収集

　何らかの枠組みを用いて，まずは必要そうな情報を患者や家族から網羅的に集めるということは現実の臨床現場においてもよく行われる．例えば，**表1**のLQQTSFAはよく利用されるモデルの1つである[6]．元々，医療面接のテキストに記載されているモデルであり，この順序のまま質問していくと，症状に対して一通りの情報収集ができる．痛みがある場合に行われるであろう想定質問もイタリックで記載してある．

　LQQTSFAという覚えにくい略語は嫌だという人には，OPQRSTというモデルもある．Oは発症（onset），Pは悪化・緩和因子（provoking and palliating factor），Qは症状の性質，程度（quality/quantity），Rは位置と放散（region and radiation），Sは症状の強さ（severity），Tは時間経過（time）を指す．

　これらのモデルは，仮説演繹法と組み合わせることで，さらに診断の見極めるような質問につなげることもできる．例えば，労作性狭心症を診断仮説として置いた場合，「どこが痛みますか？」と尋ね，何となく胸骨周辺を指した場合，「痛みは表面ですか，奥の方ですか」と部位の特定によって心臓由来の痛みかどうかを明確化できる．もちろん，痛みの性質，労作との関係，寛解因子，随伴症状など，さまざまな質問が派生するに違いない．

表1 網羅的情報収集のためのLQQTSFA

Location（部位）：どこに症状があるか	・痛むのはどの辺りですか？
Quality（性状）：どのような症状か	・どんな感じの痛みですか？
Quantity（程度）：どのぐらいの症状か	・どのぐらい痛みますか？
Timing（オンセットと経過）：症状の発症は急か，徐々か．発症後症状はどのように変化しているか	・痛みが出たのは突然ですか，徐々にですか．その後症状の変化はどうですか？
Setting（発症の状況）：何をしているとき，していた後に発症したか	・痛みが出たのは何をしているときでしたか？
Factors（寛解因子・増悪因子）：症状を緩和させる，悪化させるような要因はあるか	・何かをしていると痛みが楽になったり，強くなったりしますか？
Associated symptoms（随伴症状）：随伴するような症状はあるか．	・何か他の症状が一緒に起こりますか？

　LQQTSFAの弱点は，部位がはっきりしない症状，例えば全身倦怠感，体重減少などにおいて，質問があまり上手く作れないことである．また，OPQRSTの弱点は，Rのように一部の頭文字に複数当てはまる項目があるため，それぞれの頭文字が何を指すかを思い出せなくなる可能性があることである．

　さらに網羅的に情報収集するためには，入院時診療録，システムレビューなどの枠組みを用いて，これらを埋めるように質問していく方法もある．システムレビューとは，全身の臓器系統別の一覧表に従って情報収集する方法である．これは，主訴やそれ以外の訴えとは別に，なるべく漏れがないように情報収集するためには有用である．

　これらの情報収集の方法は，概して範囲が広いが，浅くなってしまう傾向があるのは1つの問題である．例えばシステムレビューで胸痛があるとわかったときに，そこで狭心症という診断仮説を置かなければ，「痛みは表面ですか，奥の方ですか」という質問にはつながらないだろう．網羅的情報収集が真に網羅的であるためには，診断仮説の働きが非常に重要であると言える．

❹ 徹底検討法

　仮説演繹法は，診断仮説が明確になり，そこから演繹的に診断プロセスが進んでいく場合には有効である．しかし，臨床経験が少ない医学生が病歴を尋ねた場合，非常に珍しい主訴の患者が受診した場合，仮説を置いて色んな質問をしたものの全く診断が絞り込めていかない場合など，仮説演繹法では歯が立たない状況も生じ得る．そのような場合，徹底検討法というプロセスが採られることもある．

　徹底検討法は，網羅的な情報収集を診断仮説や仮説演繹法も組み合わせて行った上で，カンファレンスなどにおいて複数の医師・医学生が共同で症例検討する形で行う．その際，診断仮説も漏れがないようにするため，考えるべき診断仮説を列挙するための枠組みを用いる．

　例えば，VINDICATE は，さまざまな病理学的原因を一覧にしたものであり，vascular（血管系），infectious（感染症），neoplastic（腫瘍），drug related（薬剤性），inflammatory（炎症性），collagen vascular（膠原病・血管炎），allergic/autoimmune（アレルギー・自己免疫），traumatic（外傷性），endocrine（内分泌系），をそれぞれ表している[7]（それぞれが表すものが少しずつ違ったり，いくつかの新たな文字が付け加わったりしたモデルもある．**p.51** 参照）．

　意識障害においては，AEIOU TIPS*が有名で，それぞれ alcohol（アルコール関連），epilepsy（てんかん），infection（感染），opium and other drugs（麻薬などの薬物），uremia（尿毒症），trauma（外傷），insulin（インスリン過量・不足），poisons（毒物），shock（ショック）を含む[8]（さまざまな領域が付け加わったモデルも多数知られる．**p.50** 参照）．

　徹底検討法は，なかなか診断がつかない場合などに行う最後の砦であると言える．一方，診断仮説が十分思い浮かばないことが多い医学生や研修医などに対する教育機会としても有用である．ただし，一定以上のレベルの医師が複数含まれると，珍しい診断仮説を自慢し合う場になったり，クイズ感覚の議論が行われたりするきらいもあり，指導者は注意が必要でもある．

＊日本では，AIUEO TIPS とも呼ばれる．

❺ 思考の二重プロセス

Patelらは,経験豊富な医師の多くが,日常的な診断推論においてパターン認識(pattern recognition)を用いていると述べた[9]. パターン認識とは,診断プロセス全体が長期記憶から検索されるような形で推論されることである. 図4では,症状や所見からどのような情報を追加するかが推測され,そのまま最終診断に至る様子が描かれている.

パターン認識は,矢印が常に最終診断の側を向いており,これは前向き推論(forward reasoning)と呼ばれる. 一方で,仮説演繹法は診断仮説からいったん追加情報へと矢印が後ろ向きにも出るため,後ろ向き推論(backward reasoning)と呼ばれた. 臨床経験を積むに従って,どこかの時点で後ろ向き推論よりも前向き推論が増えていくと言われていたが,どの時点でどのように推論パターンを変えるべきかという点については,1980〜90年代には結論が出なかった.

Borehamは,分析的推論と非分析的推論(non-analytic reasoning)といった形で,2つの異なる思考プロセスが相互作用を起こしている並列認知構造があることを示した[10]. Evaらは,分析的推論と非分析的推論を併用するよう促すことで,診断推論がより正確になるとした[11]. Normanらはこの結果に基づき,非分析的推論の利用が認知バイアスやヒューリスティックにつながりやすいものの,バイアスを減らすために非分析的推論を完全に悪者扱いするのは問題であるとした[12].

図4 パターン認識と仮説演繹法の認知プロセスの違い

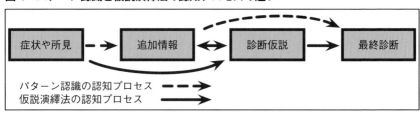

⑥ 診断推論の一般的プロセス

　診断推論は，患者の問題を解決するプロセスにおいて，診断を付けて，いったん論点を明確化するという途中段階までであるという点を前述した．これを，問題解決という観点から再度考えてみたい．

　図5は，問題解決における認知プロセスを一般化して表したものである．認知心理学のみならず，経営学などの文献でもこのモデルはよく示されている．ここで，診断推論の文脈で用語を置き換えてみると，**図6**のようになる．

　例えば，1ヵ月ほど乾性咳が続くという40歳男性を診たとき，結核，咳喘息，逆流性食道炎，感冒後咳嗽といった鑑別診断を思いついたとする．「診断推論における一般的認知プロセス」に照らし合わせると，これらの鑑別診断を思いついた時点で，第三段階にまで進んでいる．そして，例えば結核を想定するなら，診断仮説の検証という第四段階を考えた時点で，微熱，盗汗，診察での呼吸音異常などに注意して医療面接，身体診察を進めることになる．

　ところが，医療面接や身体診察は「情報収集と整理」の一種であるとも言える．そうなると，いったん第四段階まで進んでから第二段階まで戻り，さらに診断仮説を見直しという形で，第二，第三，第四段階は何度となく繰り返すことになる．結核だけは除外したいと考えて，胸部X線を撮る可能性も高い．どこかの時点では，咳喘息の可能性が高いので，ステロイド吸入薬を処方し，2週間ほど継続して症状の経過をみるということになるかもしれない．このよ

図5　問題解決における一般的認知プロセス

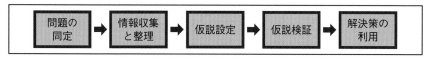

図6　診断推論における一般的認知プロセス1

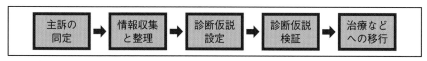

図7 診断推論における一般的認知プロセス2

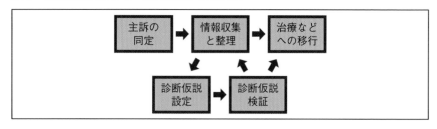

うな形で方針が決定すると,「治療への移行」という第五段階に至ったことになる.とりあえず,診断推論のモデルとしては,この形で落ち着いていると考えてよいだろう(**図7**).

❼ 治療やマネジメントを含めたモデル

　ところが,臨床推論全体としては,もっと複雑である.診断が完全に確定していなくても,治療などへ移行することは十分あり得る.咳喘息を疑って吸入ステロイドを処方する,逆流性食道炎を疑ってプロトンポンプ拮抗薬を処方するといった臨床行動もよくみられ,ある程度特異的な治療薬でよくなったことで,その診断でよかったと結論づける「治療的診断」に至ることもある.
　一方で,咳喘息を疑って吸入ステロイドの処方を示唆したところ,ステロイドは患者から嫌だと言われ,結局処方なしで経過をみるということもあり得る.2週間処方なしで経過をみて,やはりよくならないため,感冒後咳嗽の可能性はさらに低くなり,逆流性食道炎の可能性も考えて,処方リスクが低いため,プロトンポンプ拮抗薬を処方するというようなこともある.
　このように考えると,診断の後にどうなるのかについて,患者(場合によっては家族など)と相談しつつ,あるいは医師側も自分一人ではなくて,コンサルトや紹介,看護師など他の医療専門職と相談し,または一緒に患者の話を聞いてもらい,意思決定につなげるということも起こり得る.よって,診断を決定するという行為は,がんに対して手術するというような場合は,ほぼ100%の精度で進めるような山場になるが,上気道炎のような軽症,自然寛解する疾患に関しては,とりあえず他の重篤疾患の除外だけをしたら,治療などの介入

2 医師による臨床推論のプロセス

図8 治療やマネジメントなどの「介入」を基盤とした臨床推論の包括的モデル

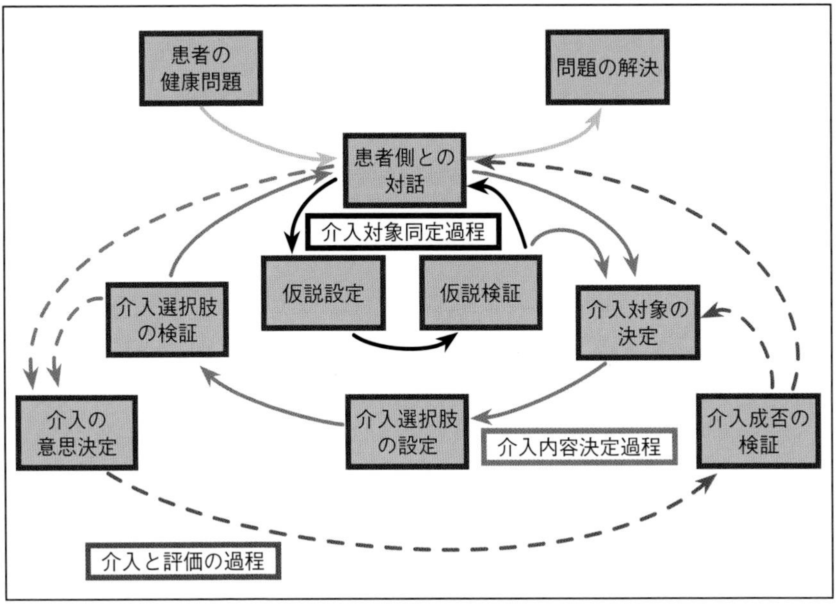

内容のみ決めればよいということになる．

　介入内容（治療など）は，介入対象（診断など）によって左右されるが，その後の介入の意思決定を行い，介入の成否を検証した後に，診断自体を見直し，再度介入を変更するかどうかなどに，さらにフィードバックされていく．これらを全て組み込むと，**図8**のようになると考えている（今後，モデルには若干の変更があり得る）．

　この枠組みが役立ちそうな事例を2つ挙げておく．

例1： 高齢で認知症もあり介護度が高い85歳女性が重症肺炎で救急外来に搬送

肺炎の診断そのもの，起炎菌，重症度といった点の評価も重要だが，呼吸不全，敗血症，心不全など，合併症の評価も重要となる．また，同様のエピソードを何回ぐらい繰り返してきたかという既往も，方針決定に影響するだろう．これらを総合的に判断し，家族が患者本人の本来の価値観をどう捉え，どの程度までの治療を希望するか，気管挿管や人工呼吸の必要性

はどうか，といった点にも配慮しなければならない．もちろん，急変時に気管挿管や心肺蘇生をしないという意思決定を状態が本当に悪くなる前にしておく方が，現場スタッフや家族に無用な混乱を来さないかもしれない．これらを包括的に考慮した上で，介入の選択肢をいくつか挙げるとともに，家族内のキーパーソンと相談し，介入に関する意思決定を行うことになる．

例2: 慢性腰痛に悩む55歳男性がオピオイド系鎮痛薬の注射を希望して独歩来院

以前，尿管結石で救急外来受診したときに，ペンタゾシンの注射を受け，その効果を知るようになったのがオピオイド系鎮痛薬を希望するようになったきっかけであった．診断は，筋膜性腰痛で問題ないのだが，患者自身は「腰痛→ペンタゾシン注射」という連関で考慮している．介入選択肢としては，ペンタゾシンを使う，使わないという選択が最もクリティカルである．短期的には，注射した方が症状と本人の気持ちが収まるが，長期的にみて，その治療を継続することが本人のためかという問題が残る．ただ，医師は「腰痛の痛みに関するナラティブが十分に聞けていないかもしれない」と考え，まずは偏見なしに患者の訴えを傾聴することにした．すると，高校生の息子を大学に行かせることと，腰痛を抱えて肉体労働を続けることとの狭間に苦しんでいることがわかった．ペンタゾシンを注射すると今の痛みはよくなるが，結局は歩行などのリハビリテーションが最も重要であり，それがさらに先々にも重要な意味を持つと説明したところ，とりあえずNSAIDs（non-steroidal anti-inflammatory drugs）で様子をみていくという結論に納得した．

8 臨床推論／問題解決能力と症例特異性

　一般的に，「問題解決能力を高めることが重要だ」というような意見はよく聞かれる．臨床推論は，問題解決と同様のプロセスをとり，臨床現場における問題解決と言っても大きな問題はないが，ときに臨床推論能力というようなものが存在し，それを身に付ければどのような健康問題においても解決できるような錯覚が生じるかもしれない．PBL（problem-based learning，日本ではチュートリアルと呼ばれることもある）は，臨床推論能力を伸ばすためのカリキュラムだというような意見も聞かれる．そのような万能な能力は想定できるのだろうか．

　この点については，仮説演繹法を提唱した Elstein が症例特異性（case specificity）という側面から議論している[1]．ある症例における診断能力と，別の症例における診断能力を数値的に評価し，これらの間の相関係数をみると 0.1〜0.3 とかなり低かった．よって，ある症例における臨床推論の能力は，他の症例における臨床推論能力とあまり連動しないという．例えば，循環器内科医は循環器疾患の臨床推論には強くても，神経疾患の臨床推論には強くないというように言えば，当然と受け止めることができるかもしれない．

引用・参考文献

1) Elstein AS, Shulman LS, Sprafka SA, et al: Medical problem solving: an analysis of clinical reasoning. USA: Harvard University Press: 1978
2) 市川伸一：確率判断．市川伸一編：認知心理学4：思考．東京：東京大学出版会；p.61-79, 1996
3) Centre for evidence-based medicine: SpPin and SnNout. http://www.cebm.net/sppin-and-snnout/（2016年6月22日アクセス）
4) Centre for evidence-based medicine: Likelihood Ratios. http://www.cebm.net/likelihood-ratios/（2016年6月22日アクセス）
5) Perry JJ, Stiell IG, Sivilotti ML, et al: Clinical decision rules to rule out subarachnoid hemorrhage for acute headache. JAMA 310: 1248-1255, 2013
6) Cole SA, Bird J: The medical interview – the three-function approach. USA: Mosby;1991
7) Windish DM, Price EG, Clever SL, et al: Teaching medical students the important connection between communication and clinical reasoning. J Gen Intern Med 20: 1108-1113, 2005
8) Bell CC: States of consciousness. J Nat Med Asso 72: 331-334, 1980
9) Patel VL, Groen GJ, Frederiksen CH: Differences between medical students and doctors in memory for clinical cases. Med Educ 20, 3-9, 1986
10) Boreham NC: The dangerous practice of thinking. Med Educ 28: 172-179, 1994
11) Eva KW, Hatala RM, Leblanc VR, et al: Teaching from the clinical reasoning literature: combined reasoning strategies help novice diagnosticians overcome misleading information. Med Educ 41:1152–1158, 2007
12) Norman GR, Eva KW: Diagnostic error and clinical reasoning. Med Educ 44: 94-100, 2010
13) 伊藤毅志，安西祐一郎：問題解決の過程．市川伸一編：認知心理学4：思考．東京：東京大学出版会；p.107-131, 1996

3 臨床推論の学習と医師教育

① 作動記憶と鑑別診断の数

　作動記憶（working memory）とは，何らかの認知活動中に一時的に情報を保持している際の構造やプロセスを指す認知心理学的な構成概念である．例えば，患者の血圧を測定し150/104mmHgだったという場合，メモせずに他の診察を行っていくと，正確な値は忘れてしまうだろう．

　作動記憶の容量はかなり限られていることが知られている．例えば，数字のランダムな羅列をいったん記憶しても，7±2個程度しか覚えられない「マジカルナンバー7±2」は有名である[1]．同様に，文字なら6個，単語なら5個程度しか作動記憶の容量はないとされる．一方で，仮にある耳鼻科医院の4141-3387という電話番号を覚えるときに，「よいよいみみはな」と語呂合わせにし，その意味するところを頭の中で映像に置き換えるなどすれば，かなり記憶しやすくなることも知られている．このように記憶する内容を一塊（chunk）にすると，数字8桁としてでなく，1つの概念として作動記憶に置いたり，長期記憶に置き直したりでき，容易に記憶できるようになる．

　鑑別診断の数について，Elsteinらはベテラン医師でも医学生でも4±1であることを見出した[2]．これは，診断仮説を作動記憶に置きつつ情報収集をするとなれば，同時に考慮可能な診断仮説の最大容量は4個程度でしかないという意味である．

　臨床推論との関連では，カンファレンスなどにおいて診断仮説を多く挙げ過ぎると議論がしにくい．いったんはさまざまな診断仮説を挙げてみてもよいが，鑑別診断として比較してさらなる情報収集の仕方などを考えるときには，4,5個を上限にしておく方がよいのだろう．その際，例えば腹痛に嘔気・嘔吐が加わると，胃炎，胃潰瘍，胃がん，十二指腸潰瘍，イレウス……といった疾患を考えていくと4,5個の上限を超えてしまうが，これらを全て「消化管疾患」

として chunk にしてしまえば，これらが 1 個のカテゴリーにまとまるという点は重要である．

❷ 知識の量と質

　臨床推論について学ぶのが難しいのは，長期記憶の構造とも関連がある．通常，臨床医学の教科書は，疾患についての見出しがあり，それぞれの疾患について症状や所見についての詳細な記載をするという形で構成されている．ところが，実際の臨床現場では，患者は何らかの症状や所見を携えて受診し，医師はその患者の問題を探るべく，症状や所見の情報を集めて，診断を推論する形で臨床推論を行う．教科書の記載の順序は診断→症状や所見だが，実際の臨床推論においては症状や所見→診断という形で推論するため，思考の方向が逆になるのである．結局，覚えた順序とは逆方向にも思考できるような能力を高める必要がある．

　Bordage は，この点について知識量と記憶のネットワーク化の側面から学習に有用な知見を生み出した[3]．知識のネットワーク化とは，概念同士が互いに有機的に連携し合い，症状や所見，診断という観点では，どちらからも行き来しやすい構造になっているというふうに理解していただくとよいだろう．知識量が多くネットワーク化も密にできている場合，診断能力は高く，知識量が少なくネットワーク化が疎な場合は診断能力が低いという点は特に議論はない．問題なのは，知識量が少なくてネットワーク化が密な場合と，知識量が多くてネットワーク化が疎な場合でどちらの診断能力が高いかである．Bordage の研究では，どちらかというと知識量が少なくてネットワーク化ができている方が，診断能力が高いという結果であった（**表 1**）．

表 1　知識量および記憶のネットワーク化と診断能力の関係

		ネットワーク化	
		密	疎
知識量	多	診断能力高い	診断能力やや低い
	少	診断能力やや高い	診断能力低い

❸ 経験と省察の促進

　前項の内容から，疾患から症状・所見を想起するだけではなく，症状・所見から疾患を想起できるような記憶構造が身につけば診断推論に役立つことが理解できた．次に必要なのは，症状・所見から疾患を想起できるような記憶構造をどのように身につければよいかである．

　医師を含めた専門職の業務能力を高めるには，Schönが唱えた省察的実践（reflective practice）が上手く合致するとされている[4]．行為中の省察（reflection-in-action）は問題を定義し，すべき決断，達成すべき目的，選ぶべき手段を同定することから始まる．その後，専門職は問題の当初の理解を批判的に検討し，解決につながるようなより複雑な説明を生み出す．さらに，意思決定プロセスから学ぶための方法としてSchönは行為後の省察（reflection-on-action）を提案した．

　省察的実践の枠組みは，臨床推論について実践経験を積み，その経験中の思考プロセスを言語化したり，振り返ったりすることにも直接当てはまる．また，研修医や医学生，指導医からなるチームにおいてカンファレンスや回診を行い，初心者に症例プレゼンテーションをさせることで，これらのプロセスを実際に辿らせるような学習機会もほとんどの医師が経験してきていることであろう．

　注意しなければならないのは，臨床推論のプロセスにおいて初学者はさまざまな形で過ちを犯すという点である．医学生における研究[5]では，正しい所見は取れたがその解釈が誤っている，所見がある診断の説明に用いられているがその説明が誤っている，病歴がある診断の説明に用いられたがその病歴自体は診断に寄与しない，といった種々の診断推論の過誤パターンがみられた．

　ただ，難しいのは診断過誤を素直に指導医に打ち明けられるか否かである．古い研究なので，患者安全についての議論がかなり一般的になっている現状には当てはまらないかもしれないが，診断過誤を生じた研修医の54％しか指導医にその内容を打ち明けていなかったというデータもある[6]．忙しさ，眠さといった問題もあるかもしれないが，指導医に打ち明けることによって叱られるのではないかという恐怖心も影響しているかもしれない．指導医側は，そのような恐怖心が生じないように，叱りすぎないという配慮（no blame cultureとも呼ばれる）も必要になる．あくまでも，患者安全が最も優先されるべきであ

り，そのためには指導者と臨床初心者が率直に話し合えるような雰囲気づくりこそが重要であることを忘れてはならない．

引用・参考文献
1) Miller GA: The magical number seven, plus or minus two: some limits on our capacity for processing information. Psychol Rev 63: 81-97, 1956
2) Elstein AS, Shulman LS, Sprafka SA: Medical problem solving: an analysis of clinical reasoning. USA: Harvard University Press; 1978
3) Bordage G: Elaborated knowledge: a key to successful diagnostic thinking. Acad Med 69: 883-885, 1994
4) Schön DA: The reflective practitioner: how professionals think in action. USA: Basic Books; 1983
5) Friedman MH, Connell KJ, Olthoff AJ, et al: et al: Medical student errors in making a diagnosis. Acad Med 73: S19-S21, 1998
6) Wu AW, Folkman S, McPhee SJ, et al: Do house officers learn from their mistakes?. JAMA 265: 2089-2094, 1991

第3章

看護師による院内トリアージにおける診断推論

1 院内トリアージのプロセス

　院内トリアージは，まず，患者に接触する時点で患者の姿勢・歩行や表情などを観察する第一印象において，主に<mark>視診</mark>による airway（気道），breathing（呼吸），circulation（循環），disability（意識）の迅速な評価を行う．

　<mark>第一印象では，患者が現時点で致命的な状態であるかどうかを判断</mark>する．この第一印象の評価により，生命を維持するための生理的徴候に異常を認め，全身状態が不安定で即時蘇生が必要と判断した場合は，緊急性が非常に高い状態と判断し，トリアージを完結する必要がある．筆者の調査でも，大半のトリアージナースは，第一印象において生理的徴候に異常を認めた場合，臨床推論を完結して迅速に診療の準備・調整を開始していることが明らかになっている[1]．

　全身状態が安定している患者の場合は，患者が救急外来を受診した理由などの簡単な病歴聴取によって，主訴の同定を行う．次に問診によって症状を確認し，身体診察（フィジカルイグザミネーション）やモニタリングによってバイタルサインを含めた所見の評価を行う．そして，トリアージレベルの判定および緊急度の判定を行う．緊急度の判定により，患者に診察開始順の優先順位が割り当てられる．緊急度が判定されれば，それに応じた診療の場所，人，物の割り当てを行う．この一連の流れが院内トリアージのプロセスである（**図 1**）．

　Göransson らによれば，構造化された院内トリアージのプロセスにはいくつかの方法がある（**図 2**）[2]．1 つは，第一印象の段階での情報収集の際に，視診による情報や簡単な病歴聴取だけでトリアージレベルを速やかに割り当てる方法である．これは第一印象の確認や主訴を同定するために病歴を確認する段階において，直感的に疾患や病態を判断すると同時に緊急性を判断する方法である．<mark>直感的な臨床判断</mark>の側面には，<mark>パターン認識</mark>や類似的認知，顕著性の感覚などがあるといわれている．

　もう 1 つは，情報収集によって仮説形成を行い，仮説に関する情報収集を行った後にトリアージレベルを割り当てる方法である．この方法は，批判的思考法

を用いた分析的な臨床判断であり，**仮説演繹法**による推論だといえる．

図1　院内トリアージのプロセス

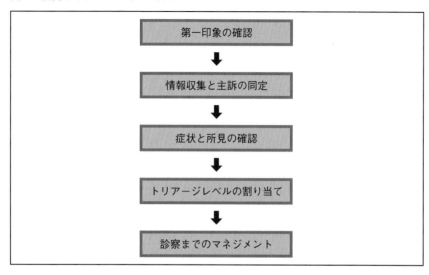

図2　院内トリアージのプロセスの構造[2]

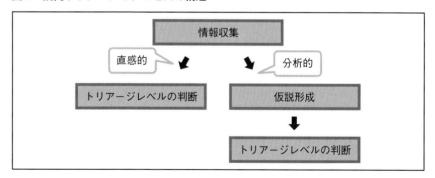

引用・参考文献
1) 伊藤敬介，山田　覚．看護師による院内トリアージにおける臨床推論．高知県立大学大学院看護学研究科平成26年度修士論文．2014
2) Göransson KE, Ehnfors M, Fonteyn ME, et al. Thinking strategies used by Registered Nurses during emergency department triage. J Adv Nurs 2008;61:163-72

2 代表的な診断推論アプローチ① 徹底検討法

　徹底検討法(method of exhaustion)とは，分析的推論(analytic reasoning)の1つであり，個々の患者に特有な症状や徴候とはほとんど無関係に，考え得るすべての疾患(仮説)について1つひとつその可能性を確認していくアプローチ方法である．情報収集は仮説に基づかず，主訴に関連した情報を網羅的に集めることとなる．そして，可能性を検討すべき疾患の漏れがないようにする工夫もいろいろある．例えば，意識障害における原因を列挙したAIUEO TIPSが挙げられる(**表1**)．

　そのほかにも，病理学的原因を一覧としたVINDICATEや，解剖学的な原因の列挙などがある(**表2**)．当然，このアプローチは時間を要するため，迅速な判断を求められる院内トリアージの診断推論としては適さないといえる．

表1　意識障害の原因の列挙－ AIUEO TIPS

- Alcoholism：アルコール
- Insulin：血糖調整
- Uremia：尿毒症
- Endocrinopathy, Encephalopathy, Electrolyte：内分泌，脳症，電解質異常
- Oxygen, Opiate, Overdose：低酸素，麻薬，薬物中毒
- Trauma, Temperature：外傷，体温異常
- Infection：感染症
- Psychiatric, Porphyria：精神疾患，ポルフィリア
- Syncope, Seizure, Stroke, SAH, SDH：失神，痙攣，脳卒中，くも膜下/硬膜下出血

表2 胸痛における病理学的・解剖学的原因の列挙

病理学的な原因の列挙[1] − VINDICATE-IIIP（例）胸痛			
V:	Vascular	血管系	肺梗塞，心筋梗塞，動脈瘤
I:	Infection	感染症	帯状疱疹，胸膜炎，肺炎，骨髄炎
N:	Neoplasm	良性・悪性新生物	肺癌，食道癌，多発性骨髄腫
D:	Degenerative	変性疾患	変形性骨炎，骨粗鬆症
I:	Intoxication	薬物・毒物中毒	アルカリ液による糜爛（びらん）
C:	Congenital	先天性	憩室，食道裂孔ヘルニア
A:	Auto-immune	自己免疫・膠原病	皮膚筋炎，脊椎関節炎
T:	Trauma	外傷	骨折，大動脈破裂，食道破裂
E:	Endocrinopathy	内分泌系	嚢胞性線維性骨炎
I:	Iatrogenic	医原性	気胸
I:	Idiopathic	突発性	気胸，肋間神経痛
I:	Inheritance	遺伝性	
P:	Psychogenic	精神・心因性	心臓神経症

解剖学的な原因の列挙[2]（例）胸痛	
1. 循環器疾患	虚血性心疾患，大動脈狭窄症，HCM，心外膜炎
2. 血管系疾患	解離性大動脈瘤，胸部大動脈瘤，肺塞栓，肺高血圧症
3. 呼吸器疾患	胸膜炎，肺炎，気管支炎，気胸，肺腫瘍，縦隔炎，縦隔腫瘍
4. 消化器疾患	GERD，食道閉塞，食道スパム，食道破裂，Mallory-Weiss症候群，胆道系疾患，膵炎，消化性腫瘍
5. 筋骨格系疾患	頸椎疾患，肩・脊椎の関節炎，胸壁由来の胸痛（肋軟骨炎，Tietze症候群），帯状疱疹
6. 精神科疾患	うつ病，パニック障害，身体化障害

GERD, gastro esophageal reflux disease; HCM, hypertrophic cardiomyopathy.

引用・参考文献
1) 金城紀与史，金城光代ほか．監訳：コリンズのVINDICATE鑑別診断法．東京：メディカル・サイエンス・インターナショナル；2014
2) 福井次矢，黒川 清監修．ハリソン内科学 第4版．東京：メディカル・サイエンス・インターナショナル；2013

代表的な診断推論アプローチ②
仮説演繹法

　仮説演繹法（hypothesis deductive method）とは，分析的推論（analytic reasoning）の1つで，院内トリアージにおける診断推論の鍵となる推論アプローチである．その名のとおり原因を仮定し，その蓋然性（可能性・確率）を確認していくという演繹的推論である．

　院内トリアージの場面での仮説演繹法は，「患者の健康問題の原因を仮定して，それに見合う症状や所見を探す」という演繹的推論である．この仮説演繹法による臨床推論の要約は「疾患名を想起する」段階と「仮説の確率を動かす」段階に区分される（**図1**）．

　この過程を具体的に説明すれば，患者からの情報収集の比較的早期の段階で主訴を同定し，疾患や病態といった仮説を思い浮かべ，仮説に関する追加の情報収集を行って，仮説としてリストアップされた疾患や病態の可能性（確率）を変化させ，疾患や病態を支持ないし除外して新たな仮説を再形成したりする方法である．

　筆者の調査において，経験豊富なトリアージナースほど，仮説演繹法による診断推論を展開していることが明らかになった[1]．

図1　仮説演繹法による臨床推論の要約

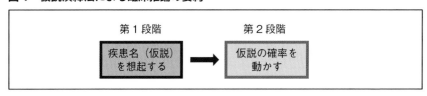

3 代表的な診断推論アプローチ②仮説演繹法

1 仮説演繹法による診断推論の手順

トリアージにおける仮説演繹法による診断推論の手順を以下に説明する（**図2**）．

① 情報収集と主訴の同定

最初に患者の年齢・性別に加え，簡単な病歴を確認するなどの情報収集によって**主訴の同定**を行う．この作業において，患者の健康問題のイメージを作るためのヒントを取得する．

② 仮説形成

仮説形成とは，患者の健康問題のイメージを形づくり（問題表象），その問題表象をもとに患者の疾患・病態を仮説として想起することである．問題表象とは，診断推論の比較的初期に，仮説として疾患や病態を想起する際に頭のなかにある病像のことである．

③ 追加の情報収集

追加の情報収集とは，仮説（想起した疾患）を支持または否定するために重要な症状や所見の有無を確認することであり，仮説の疾患・病態の可能性を変化させていくことをいう．仮説に関連する病歴聴取や身体診察を行い，それによって，仮説を支持したり否定したりする症状・所見の有無といった情報収集を行う．

ある疾患を支持するために重要な症状や所見 "pertinent positive signs/symptoms（パーティネント ポジティブ サイン / シンプトム）" や，ある疾患を除外するために重要な症状や所見 "pertinent negative signs/symptoms

図2　院内トリアージにおける仮説演繹法による診断推論の思考過程[1)]

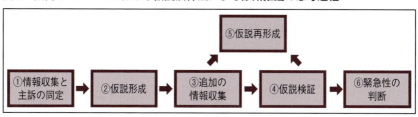

(パーティネント ネガティブ サイン / シンプトム）" の有無を確認し，仮説の疾患・病態の可能性を変化させていくことをいう．

④ 仮説検証

仮説検証とは，追加の情報収集によって得られた臨床情報と仮説を照らし合わせ，仮説の蓋然性（可能性・確率）を修正する．緊急性が判断できる程度まで仮説が確かになるか，それとも仮説を考える必要がないと判断できる程度に否定できるかまでの検証を行う．

⑤ 仮説再形成

仮説検証の結果，仮説が否定されれば，仮説を新しい疾患・病態に入れ替える．③④⑤のプロセスは，単に順番に進むのではなく，行きつ戻りつしたり，繰り返されたりするプロセスである．筆者の調査においても，③と④，④と⑤の関係性が強いことが明らかになった[1]．

⑥ 緊急性の判断

緊急性の判断とは，仮説検証の結果，最終的に患者の健康問題となっている疾患や病態を予測し，その予測される疾患や病態の緊急性の高さを根拠に緊急性の高さを判断することである．

❷ 仮説演繹法の展開の実際

事例によって仮説演繹法による診断推論の展開を紹介する．例えば，66歳の男性が午後9時30分に救急外来を受診したとする．
①トリアージナースが患者から簡単な病歴を確認したところ，「突然，胸が締めつけられるようで苦しい」と訴え，前胸部を手掌で押さえている．この場合，主訴は「胸痛」となる．問題表象は「中高年の男性に突然発症の胸痛をもたらす疾患」となるであろう．
②トリアージの場面では，まず"待たせてはならない"緊急性の高い致死的疾患の可能性を判断する必要がある．トリアージナースは，問題表象をふまえ，緊急性の高い疾患のなかでも出会う可能性が高い「急性心筋梗塞」

を想起した．これが**仮説形成**である．

③「急性心筋梗塞」の蓋然性（可能性・確率）を確認するための**追加の情報収集**として，pertinent **positive** signs/symptoms（疾患を支持するために重要な症状や所見）である「冷汗や放散痛の有無」，「心電図上のST変化の有無」を確認した．また，pertinent **negative** signs/symptoms（疾患を除外するために重要な症状や所見）である「指で指し示すことができるような局在性の疼痛」，「呼吸による疼痛の増悪」の有無を確認した．

④冷汗，左肩への放散痛があり，心電図上でST上昇も認めた．また，疼痛は前胸部全体の非局在性（びまん性）で，深呼吸による疼痛の増悪は認めなかった．この結果，トリアージナースは「急性心筋梗塞」の可能性が高いと判断した．これが**仮説検証**となる．

⑤仮説検証の結果，「急性心筋梗塞」の可能性が高いと判断したが，当然，急性心筋梗塞という疾患の緊急性の高さから，患者の健康問題は緊急性が高いと判断した．これが診断推論のアウトカムである**緊急性の判断**である．

❸ 仮説形成

仮説演繹法による臨床推論の要約（**p.52 図1**）の第1段階「疾患名（仮説）を想起する」ことである仮説形成について説明する．

仮説演繹法による診断推論の方向性を決めるのが，問題表象であり仮説形成である．院内トリアージにおいては，患者の年齢・性別といった属性に加え，主訴などの病歴から，患者の健康問題についてのイメージを作る必要がある．このイメージが問題表象であり，その問題表象に基づいて"**仮説**"が形成される（例：年齢・性別＝中高年の男性，主訴＝胸痛 → 問題表象＝中高年の男性に胸痛をもたらす疾患 → 仮説＝急性心筋梗塞）．

診断推論は形成された仮説を軸として展開されるため，適切な問題表象を思い浮かべ仮説形成が行えるかどうかが，推論過程の鍵となる．最初に仮説を思い浮かべる認知心理過程は，パターン認識と呼ばれる直感的推論が作動しているといわれている．

では，仮説をどのように形成すべきか？

臨床医の場合，"仮説"を形成するためのヒントは，80％くらい病歴聴取か

ら得ている．ほとんどの場合，身体診察やバイタルサイン測定などの検査は，仮説を形成するためのものではなく，仮説の可能性（確率）を変化させるものである．

それでは，病歴を聴取しながら診断推論の軸となる"仮説"をどのように形成すべきかを説明していこう．

① 患者基本情報からの絞り込み

通常，患者の年齢や性別といった基本情報を知ることで，仮説を絞り込むことが可能である．それは，<u>年齢や性別によって，頻度が明らかに異なる疾患</u>があるからである．

例を挙げるなら，胸痛を訴える患者が20歳代の若年者であれば，急性心筋梗塞のような動脈硬化性疾患を第一の仮説として想起する必要はない．性別についても，腹痛を訴える若年の男性患者であれば，緊急性の高い疾患の1つに子宮外妊娠があっても，想起する必要はないということになる．

一般的に，<u>若年者では先天性疾患，高齢者では変性疾患</u>の可能性が高くなることも覚えておこう．

② 主訴からの絞り込み

ある患者の主訴が「腹痛」だったとしよう．<mark>「腹痛」＝腹部（解剖学）×疼痛（病理学）</mark>であり，局所症状における解剖学的アプローチと病理学的アプローチを組み合わせた考え方である．この主訴に含まれた2つのアプローチから，問題表象を頭の中に思い浮かべる．

解剖学的には，基本的に腹部に位置する臓器や皮膚・筋骨格系に由来する疾患と推論する．次に病理学的には，食事のタイミングに関連する疼痛や，排便に関連する疼痛であれば，疼痛が消化器に由来するものと推論する．この2つのアプローチによって，「腹部に位置する食事や排便のタイミングに関連した疼痛をもたらす消化器疾患」という問題表象が思い浮び，ここから仮説を絞り込んでいく．

ただし，解剖学的な部位が特定しにくい主訴もある．例えば，全身倦怠感や食欲不振などである．つまり局所症状に乏しく，多臓器・多系統にわたる非特異的な症候については，仮説形成が困難となる．また，救急診療の場面において遭遇することが少ない，トリアージナースにとって経験知が少ない

領域の症候については，問題表象があいまいとなり，仮説形成が困難といえる．

③ 頻度，緊急度による絞り込み

　皆さんは，主訴から仮説として思い浮かべる疾患や病態の数はどのくらいだろうか？

　経験豊富なトリアージナースであれば，複数個の鑑別診断を想起することがあるかもしれない．臨床医は，仮説演繹法において鑑別診断のリストをあまり多くしないで，可能性の高い疾患3〜5個くらいに絞り込んで想起しているといわれている．

　トリアージナースは，決して臨床医ほど医学的知識が豊富なわけではないため，たくさんの疾患を想起することは困難だろう．また，時間制約のあるトリアージの場面において，多くの疾患を仮説として想起することは効率が悪くなるだけで，決して得策とはいえない．

　そのため，仮説とすべき疾患の優先順位を理解しなければならない．優先順位は臨床的なリスクの大きさによって決まる．院内トリアージにおいては，「リスク＝疾患の確率（頻度）×緊急度」という掛け算で説明できる．

　例えば，かぜ症候群のように頻度が高くても緊急性が非常に低い場合，リスクは大きくないので，当然，優先順位は低くなる．また，急性心筋梗塞と解離性大動脈瘤を比較した場合，いずれも緊急度は高いが，頻度は明らかに急性心筋梗塞が高いので，リスクは急性心筋梗塞の方が大きく，優先順位が高い．

　つまり，頻度（common），緊急度（critical）の2つの視点で優先順位の高い疾患を想起していくことが重要となる（図3）．

- 頻度（common）
  トリアージの場面で，よく遭遇する疾患（common disease）ほど，仮説にする．
- 緊急度（critical）
  急変する可能性がある疾患・病態，進行性に悪化する疾患・病態，治療の有効な時間（golden time）が限られている疾患・病態を仮説にする．

　院内トリアージの目的は患者の健康問題の緊急性を判断し，診療の優先順位を決定することであるため，当然criticalな"待たせてはならない"生命

図3 胸痛における critical と common

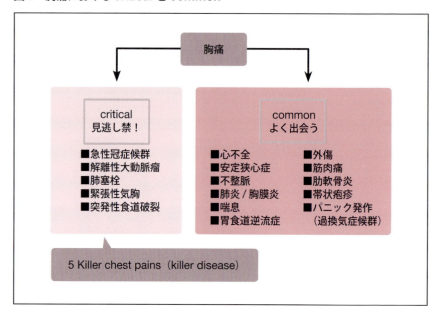

や機能予後を脅かす疾患を仮説として想起して,除外することが必要である.トリアージナースは common な疾患よりも,critical な疾患を仮説として想起することが多いことが明らかになっている[1].

また,「見逃すと,どの程度危険か」という急変のリスクや,機能予後への影響も考慮すべきである.トリアージで見逃して,医師による診察開始が遅れてしまうと,全身状態が悪くなる病態,治療開始が遅れると後遺症が大きくなる疾患(例えば,発症4.5時間以内の脳梗塞)は critical な疾患と考え,仮説の優先順位を高くして除外することが重要である.

では,緊急性がさほど高くない common な疾患は仮説として想起することはないのだろうか?

例えば,胸痛を主訴に受診した患者をトリアージしていたところ,疼痛部位が比較的胸部の正中に限局しており,疼痛は1カ月前からずっと続いている,横になると痛みが強くなるという訴えがあった.このような場合,critical な 5 killer disease ではなく,common な胃食道逆流症(gastroesophageal reflux disease: GERD)を仮説として想起するかもしれない.

3 代表的な診断推論アプローチ②仮説演繹法

図4　診断推論は2方向[2]

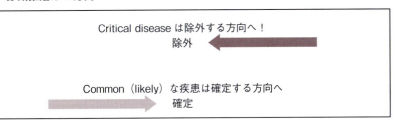

　続けて，GERDの既往歴がないか確認したところ，以前にも同疾患を指摘されていることがわかり，患者の胸痛はGERDに由来すると考え，緊急性は高くないと判断した．
　このように，<u>院内トリアージの場面でcommonな疾患の仮説を形成して推論を展開した結果，commonな疾患の可能性が高いと判断することによって</u>，相対的に"待たせてはならない"criticalな疾患を除外することもあるといえる．
　診断推論には2方向あり，==見逃してはならないcritical diseaseは"除外"する方向で進める方向と，可能性の高そうな（likelyな）common diseaseは"確定"する方向で推論を進めていく==（そうすることで相対的にcritical diseaseを除外）方向である（**図4**）．
　また，いくら緊急性が高くても，100万人に1人の割合でしか存在しないような極端に頻度が低い疾患は，当然リスクは低くなるため，優先順位は低くなるだろう．
　例えば，20歳代の急性心筋梗塞の可能性は極めて低いため，20歳代の若年者であれば，冠動脈の虚血を引き起こす可能性のある川崎病などの既往がないのであれば，胸痛が主訴であっても急性心筋梗塞を想起する必要はないということになる．

④ 特定の疾患や診断群の枠組みによる仮説形成

　院内トリアージにおける仮説は，患者の健康問題の状態やトリアージナースの医学的知識の豊富さによって異なる．
　例えば，突然の右手足の脱力を主訴に来院した患者をトリアージする場合に，脳梗塞や脳出血といった<u>特定の疾患名</u>を想起している場合もあれば，脳

卒中や脳血管障害といった，ある**診断群を包含した枠組み**を想起している場合もある．

いずれの仮説形成が優れているというわけではない．ただ，脳梗塞と脳出血は，いずれも生命や機能予後を脅かす"待たせてはならない"疾患の1つである．よって，院内トリアージにおいては，特定の疾患名の鑑別にこだわらずに，緊急性の格差がない診断群の枠組みを仮説とし，その枠組みの蓋然性を検証して，できるだけ短時間で緊急性を判断することは非常に有効な手段といえる．

筆者の調査でもトリアージナースは，仮説検証の結果，患者の健康問題を1つの特定の疾患に絞り込むことは少ないことが明らかとなっている[1]．

⑤ オンセット（onset）による絞り込み

患者の基本情報と主訴に加え，**オンセット（発症様式）**を確認することで，問題表象がより具体的となり，仮説形成が正確となる．血行障害なら分秒単位，急性感染症なら日の単位，腫瘍なら月や年単位のオンセットとなる（**表1，表2**）．

例えば，急性感染症としてインフルエンザによる発熱の患者のトリアージを行った際，「いつから具合が悪くなりましたか？」という質問をすれば，おそらく患者からは「2日くらい前から熱が出て……」というような日単位のオンセットの返答があるだろう．

逆に，急性心筋梗塞のような血行障害の患者に対し，同じ質問をすれば，「○時○分頃，テレビを見ているときに……」というような分単位のオンセット

表1　オンセットにより予測できる緊急性

	Sudden onset【突然発症】	Acute onset【急性発症】	Gradually onset【緩徐な発症】
発症様式	ある一瞬を境に疼痛が最強	数分から数十分かけて疼痛が最強	数十分から数時間かけて疼痛が増強
緊急性	高	高〜中	中〜低
例（腹痛）	消化管穿孔，腹部大動脈瘤破裂	胆嚢炎，膵炎	虫垂炎，憩室炎

3 代表的な診断推論アプローチ②仮説演繹法

表2 発症の時間単位による診断群の枠組み

発症時間単位	分 単位 (sudden onset)	日 単位	月・年 単位
訴えの例	「○時○分頃」 「○○しているとき」	「昨夜から」 「2, 3日前から」	「○月頃から」 「昨年から」
緊急性	高い	中〜低	低い
予測される疾患群	血行障害 穿孔・破裂	感染症	腫瘍, 変性疾患

の返答だろう.

　このオンセットの確認は,緊急性を判断するうえで極めて重要である.スイッチを入れたかのように,ある一瞬を境に一気にピークとなるような症状の**サドン・オンセット(sudden onset)〔突然発症〕**は,緊急性が高い疾患の割合が極めて高いといえる.

　Sudden onset は「破れる！詰まる！捻れる！裂ける！」と覚えよう.Sudden onsetの場合,発症から短時間で来院することも特徴である.特に「痛み」が訴えの場合,必ずsudden onsetでないかを確認するようにしよう.

　筆者の経験から,多くのトリアージナースは発症時間の確認はしているが,オンセットの確認が不十分なことが多いと推察される.ぜひ,トリアージを実践する際は意識的にオンセットを確認するようにしてみよう.

❹ 追加の情報収集

　仮説演繹法による診断推論の要約(**p.52 図1**)の第2段階「仮説の確率を動かす」である追加の情報収集について説明する.

　仮説演繹法において,「追加の情報収集」は非常に重要な作業といえる.患者から得られた情報は,仮説の疾患・病態の蓋然性(可能性・確率)を「高くする」,「低くする」,「どちらにも動かない」のいずれかとなる.

　仮説演繹法に必要な情報とは,仮説としてリストアップされた疾患や病態の可能性を変化させ,疾患や病態を支持ないし除外するための情報でなければな

らない．つまり，仮説の蓋然性を「高い方向にも，低い方向にも動かすことができない情報」はノイズ（不要な情報）ということになる．

「追加の情報収集」は，患者の情報（症状・所見）と，記憶にある仮説の情報（症状・所見）を照合するという"意図"を持たなければ，仮説の蓋然性を検証するという解決に利用できる情報収集にはならない．つまり，追加の情報収集は，仮説に関して行うことで意味を持つものであり，意図的に仮説の蓋然性（可能性・確率）を評価するための検査（問診や身体診察）を行う．蓋然性を変化させる検査とは，pertinent positive signs/symptoms（疾患を支持するために重要な症状や所見）や，pertinent negative signs/symptoms（疾患を除外するために重要な症状や所見）となる．

筆者の調査では，トリアージナースは pertinent positive signs/symptoms はよく活用しているが，pertinent negative signs/symptoms はあまり活用していないことが明らかとなった[1]．

認知心理学では，演繹的推論において「人は仮説を反証（否定）する証拠を探そうとせず，仮説を支持する証拠だけを探す傾向がある」としている（これを確証バイアスという）．

確証バイアスが pertinent negative signs/symptoms をあまり活用していない原因かもしれないが，最も大きな理由は看護基礎教育のあり方だと考えられる．どういうことかというと，看護の教科書には，疾患の典型的な症状・所見については記載されているが，起こりにくい（否定的な）症状・所見のことはまったくと言っていいほど記載されていない．そのため，トリアージナースは pertinent negative signs/symptoms に関する知識が少なく，それをあまり活用できていないのではないだろうか．

しかしながら，院内トリアージにおける緊急性を見極めるための診断推論は，critical disease を除外していく思考が軸であるため，仮説を否定するための症状/所見に関する知識は非常に重要である．効率的に critical disease を除外していくためにも，pertinent negative signs/symptoms を学習することは必要不可欠である．

それでは，「追加の情報収集」を事例によって説明しよう（Ns；看護師，Pt；患者）．

3 代表的な診断推論アプローチ②仮説演繹法

【事例】
62歳, 男性. 午前0時30分頃に救急外来を受診.
Ns：今日はどうされましたか？
Pt：夜寝てたら息苦しくなって……．これまでも時々そういうことがあったんですけど，これほどひどいのは初めてです．

もし，この患者をトリアージするとすれば，主訴は「呼吸困難」だろうか．仮に"仮説"を立てずに，追加の情報収集を行うとすればどうだろう．LQQTSFAやOPQRST（図5）といった枠組みを用いて，網羅的に情報を収集するといった問診方法もある．もし，仮説が思い浮かばず，網羅的な問診を行うとすれば，以下のようなやりとりが行われるだろう．

【仮説形成のない場合】
Ns：どの辺りが苦しいですか？
Pt：どこと聞かれても……．息苦しいです．
Ns：突然，息苦しくなったのですか？ それとも徐々に息苦しくなったのですか？
Pt：横になって少ししてから，だんだん息苦しいのがひどくなって……．

図5　網羅的な問診の枠組み

LQQTSFA
- Location：部位
- Quality：性状
- Quantity：程度
- Timing：オンセットと経過
- Setting：発症の状況
- Factors：寛解因子・増悪因子
- Associated symptoms：随伴症状

● 問診の順序に沿った質問項目
● 院内トリアージには，この覚え方が適している

OPQRST
- Onset：発症
- Provoking and palliating factor：悪化・穏和因子
- Quality/quantity：症状の性質，程度
- Region and radiation：位置と放散
- Severity：症状の強さ
- Time：時間経過

● 語呂合わせで覚えやすい
● 問診の順序には沿っていない

このような問診は，ルーチンの質問であり，意図的ではない．しかし，患者の主訴から，仮説が思い浮かばない場合は，網羅的な枠組みを用いた問診方法を活用することで，重要な情報の聞き逃しがなく緊急性の高い疾患を見逃す可能性は低くなる．また，網羅的な情報収集を行っていくなかで，問題表象ができあがり，仮説が思い浮かぶこともあるだろう．網羅的な枠組みを用いた質問は，主訴が「痛み」の場合は特に有効である．

　それでは，仮説に基づいた問診を行うとすればどうなるだろう．問題表象は「夜間，臥位になることで呼吸困難をもたらす疾患」であることから，第一仮説は「心不全」，鑑別すべき仮説に「気管支喘息」，「肺炎」などが想起されたとする．まず，「心不全」の確からしさを確認するための問診が以下のように行われる．

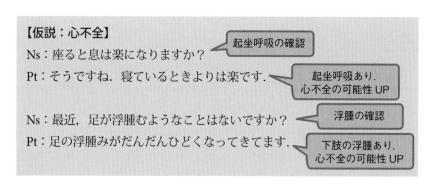

　この例を見てもらえれば，心不全の蓋然性（可能性・確率）を変化させることができる有用所見について，意図的に質問をしていることがわかるだろう（蓋然性を変化させることができない質問はしていない）．

　これは，診断推論を展開していくうえで，仮説を検証していくという目的をもった問診であり，仮説がない場合の患者に対する問診よりも，効率的に疾患や病態を絞り込むことが可能である．

　仮説演繹法による診断推論とは，情報を収集するにつれて仮説の蓋然性を変化させていくダイナミックな動的プロセスである．これこそが批判的思考法を用いた推論であり，仮説演繹法が論理的で分析的な推論である理由といえる．

　では，追加の情報収集はどのようにすればよいか？

　追加の情報収集の具体的なポイントをいくつか挙げていこう．

3 代表的な診断推論アプローチ②仮説演繹法

① スキーマ (schema) とスクリプト (illness script)

スキーマ (schema) とは，認知心理学における概念で，ある対象について持っている一般化された知識といえる．つまり，疾患のスキーマとは，疾患の典型的な症状・所見などに関する知識といえる．

知識スクリプト (script) も認知心理学における概念で，ある場面と行為の系列を芝居の台本のようにまとめた一般化・構造化された知識の枠組みを意味する．つまり，一連のスキーマの流れ（文脈化された情報）である．疾患のスクリプト (illness script) は疾患の特徴（症状や徴候，背景因子，経過や病因など）を含む典型像のことをいい，病気の物語（文脈化された情報）である．

この「スキーマ」や「スクリプト」に基づいた情報収集が有効である．まず，仮説とする疾患・病態に合致するような症状・所見（スキーマ）や，物語（疾患スクリプト）を自らの記憶から検索・選択する．そして，その想起されたスキーマとスクリプトと照合するため，目の前の患者から情報収集するといった一連の流れを絶えず繰り返しながら仮説検証へと進んでいく．

例えば，虫垂炎のスキーマには，「マックバーニー点の圧痛」がある．その知識があれば，右下腹部の圧痛という所見の有無を確認して，虫垂炎であるかの蓋然性を変化させることができる．

また，虫垂炎の物語（スクリプト）は，「若年者にも発症する疾患であり，食欲不振から始まり，続いて心窩部痛や臍周囲が痛くなり，数時間後には嘔気や嘔吐が起こる．さらに数時間後には右下腹部に痛みの部位が移動し，その後，発熱する」である（図6）．このスクリプトに関する知識があれば，これに基づき，この順番に症状が進んでいったかを確認し，目の前の患者がその物語と合致するかを確認することで，蓋然性を変化させていくことができる．筆者の調査において，トリアージナースは心筋梗塞のスクリプトに関する知識が豊富なことが明らかとなっている[1]．

② EBD の活用

今や医療の世界において，EBM (evidence-based medicine：根拠に基づく医療) が重要視されている．EBD (evidence-based diagnosis) とは EBM の枠組みのなかでの，科学的論理に基づく診断の進め方をいう．

図6　虫垂炎のスクリプト

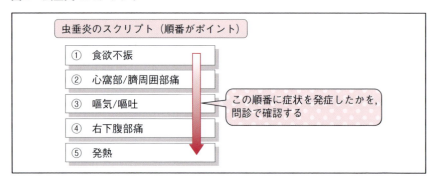

　筆者の提言は，このEBDに基づく診断学を，院内トリアージにおける臨床（診断）推論に活用しようということである．

　仮説演繹法による診断推論においては，追加の情報収集によって仮説とした疾患・病態の蓋然性（可能性・確率）を動かしていくが，「**感度・特異度**」や「**尤度比**」といった科学的な指標に裏付けられた症状・所見を検査して蓋然性を動かそうということである．これらの科学的な指標によって，その検査（症状や所見の有無を確認すること）が，仮説の蓋然性をどのくらい動かせることができるかという，いわば検査の性能を知ることができる．

　では，「感度・特異度」「尤度比」について以下に説明する．

③ 感度・特異度

　感度（sensitivity）と特異度（specificity）は，**図7**のように表される．

　感度とは，「**疾患あり群**」をベースとして，疾患がある人のうち，どのくらいの割合で検査が陽性かということである．この感度が何を表しているかというと，その症状／所見が，ある疾患の典型である（よくみられる）度合いである．ということは，感度が高い症状／所見が陰性ということは，疾患によくみられる症状／所見がみられないということであり，その疾患の可能性が低いということになる．

　特異度とは，「**疾患なし群**」をベースとして，疾患がない人のうち，どのくらいの割合で検査が陰性であるかということである．この特異度が何を表しているかというと，その症状／所見が，ある疾患に特異的である（独特で

3 代表的な診断推論アプローチ②仮説演繹法

図7 感度と特異度

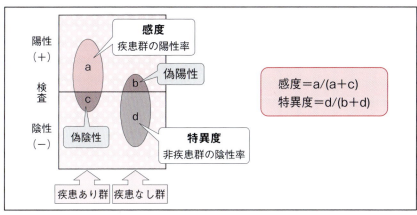

ある）度合いである．ということは，特異度が高い症状／所見が陽性ということは，その疾患に独特の（他の疾患にはみられない）症状／所見があるということであり，その疾患の可能性が高いということになる．

このように検査には，疾患を除外する能力である「感度」と，疾患を確定（診断）する能力である「特異度」という2つの性能が存在するが，独立した別々の性能として取り扱う．詳細は後述「④尤度比」の項で説明する．

この感度・特異度をどのようにして院内トリアージに活用するかを以下に示す．まず，感度を活用して仮説とした疾患の蓋然性を変化させることを示す．

例えば，腹痛を発症した100人の患者が救急外来を受診したとする．そこで虫垂炎にターゲットを絞って考えてみよう．虫垂炎の有病率（腹痛を主訴とする患者のうち，虫垂炎の患者が存在する割合）は20％程度といわれている．そうすれば，腹痛患者のうち，100人中20人が虫垂炎ということになる（**図8**）．

検査	感度
嘔吐よりも腹痛が先行	100%

そこで，虫垂炎の患者20人に対して「腹痛が起こった後に，気分が悪くなっ

図8 虫垂炎の有病率

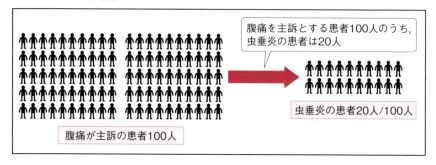

図9 虫垂炎患者に対する検査「嘔吐より腹痛が先行」の割合

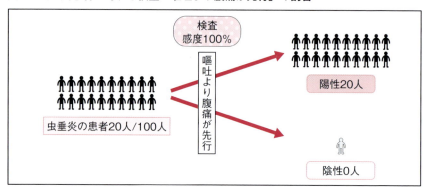

て吐きましたか?」という質問をしてみる.この検査は「感度」100%である.感度は疾患がある人のうち,どのくらいの割合で検査が陽性かということなので,感度100%ということは,虫垂炎に罹患した人全員が嘔吐よりも腹痛が先行するということである.つまり,虫垂炎の患者20人全員がこの検査は陽性ということになる(図9).

では,検査「嘔吐より腹痛が先行」が陰性であった場合,腹痛を主訴に受診した患者100人のうち,虫垂炎の患者は何人いるだろうか.

図9のように,もともと腹痛の患者100人中,虫垂炎の患者は20人である.この20人の虫垂炎患者において,「嘔吐より腹痛が先行」という検査が陰性な患者は0人である.言い換えれば,「嘔吐より腹痛が先行」という検査が陰性である虫垂炎患者は1人も存在しない.つまり,この検査が陰性であれば,虫垂炎は除外できる.

3 代表的な診断推論アプローチ②仮説演繹法

図10 心筋梗塞の有病率

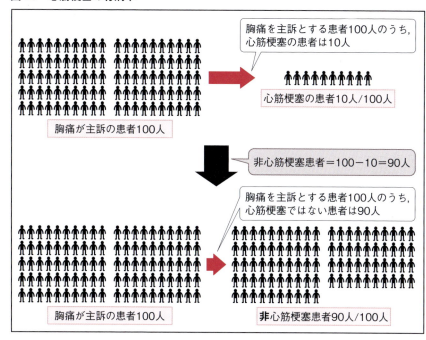

このように，感度が高い検査（※この検査は感度が100％と高い）は，**陰性であれば疾患の除外（rule out）に有効**なことがわかる．

次に「特異度」を活用して，仮説の蓋然性を変化させることを示そう．胸痛が主訴の100人の患者が救急外来を受診したとする．胸痛を主訴とした患者のうち，心筋梗塞の患者の有病率は約10％といわれているので，100人中10人が心筋梗塞ということになる．一方，非心筋梗塞の患者は「〔全体の100人〕－〔心筋梗塞患者の10人〕＝90人」となる（**図10**）．

検査	特異度
心電図上のST上昇	100％

非心筋梗塞の患者90人に対して，「12誘導心電図を測定し，STの上昇があるか」を確認する．この検査の特異度は100％である．特異度は，疾患がない人のうち，どのくらいの割合で検査が陰性かということなので，特異度

図11 非心筋梗塞患者に対する検査「ST上昇」の割合

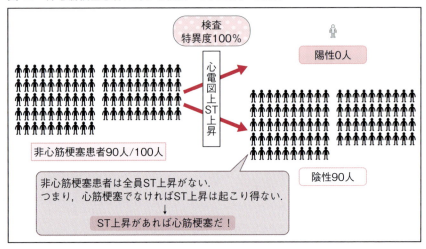

100％ということは，心筋梗塞がない患者（非心筋梗塞患者）90人は全員が心電図上のST上昇は認めない（**図11**）．つまり，非心筋梗塞の患者には，心電図上のST上昇はあり得ないということになる．言い換えれば心電図上でST上昇を認めれば，100％心筋梗塞の患者ということになる．つまり，胸痛の患者に対し，この検査（心電図検査によるST上昇）を実施した結果，陽性であれば心筋梗塞と支持することができる．

このように，特異度が高い検査（※この検査は特異度が100％と高い）は，陽性であれば疾患の支持（rule in）に有効なことがわかる．

④ 尤度比

次に尤度比（likelihood ratio: LR）について説明する．

前述のように，1つの検査には，「感度」と「特異度」という2つの性能があることになる．しかし，1つの検査における「感度」と「特異度」が同じ性能とは限らない．例えば，心筋梗塞におけるST上昇である．

心筋梗塞（有病率10％）		
STの上昇	感度	特異度
	50％	100％

3 代表的な診断推論アプローチ②仮説演繹法

　この検査は,「特異度＝100％」と特異度の側面は非常に性能が良いが,「感度＝50％」と「感度」の側面はあまり性能が良くない.

　この検査が**陽性**であれば（ある胸痛患者の心電図STの上昇を認めれば）,特異度＝100％のため,心筋梗塞と強く支持することができる.

　しかし,この検査が**陰性**の場合はどうだろうか.「感度＝50％」なので,心筋梗塞の患者の半数は検査が陽性だが,もう半数は検査が陰性である.言い換えれば,心筋梗塞患者の半数は心電図上ST上昇を認めないということになる.つまり,検査が陰性であっても,心筋梗塞は強く否定できないということである.

　このように,検査には感度と特異度という2つの診断特性が個別に存在する.どちらかの性能が低くても,高い方を利用すれば有用な検査である.しかし,この検査の総合的な性能は,感度,特異度では表せない.そこで,感度,特異度を組み合わせて,検査の総合的な診断特性を表したものが「尤度比」である.

　尤度比には,陽性尤度比「LR（＋）」と陰性尤度比「LR（－）」の2つがある.LR（＋）とは,「疾患に罹患している人が,疾患に罹患していない人に比べて,何倍検査が陽性になりやすいか」ということを示している.一方,LR（－）とは,「疾患に罹患している人は,疾患に罹患していない人に比べて,何倍検査が陰性になりやすいか」ということを示している.

　わかりやすく言えば,ある検査が**陽性**の場合,どれほど疾患の可能性が変化するかを表したものが**陽性尤度比LR（＋）**であり,通常1以上の値をとる.ある検査が**陰性**の場合,どれほど疾患の可能性が変化するかを表したものが**陰性尤度比LR（－）**であり,通常0から1までの値をとる.

| 陽性尤度比LR（＋）＝感度／（1－特異度） |
| 陰性尤度比LR（－）＝（1－感度）／特異度 |

　尤度比とは,簡単に説明すれば検査の性能（診断特性）を示している.

　尤度比と疾患の確率の変化を**表3**に示す.尤度比は1に近づけば性能（診断特性）が悪くなることがわかる.尤度比は,1より大きいにせよ,小さいにせよ,1よりかけ離れていくほど,性能が良い検査ということになる（**表3**）.

表3 尤度比と確率の変化[3]

尤度比（LR）	確率の変化（%）	診断特性
＜0.1		良い
0.1	−45	中程度
0.2	−30	
0.3	−25	あまり良くない
0.4	−20	
0.5	−15	
0.5〜1		悪い
1	0	最低
1〜2		悪い
2	15	あまり良くない
3	20	
4	30	
5	35	中程度
6		
7		
8	40	
9		
10	45	
＞10		良い

　また，尤度比が1未満の場合，0に近づくほど，その疾患を除外する性能が良く（アリバイ成立），尤度比1以上の場合は数値が大きいほど（無限大），その疾患を確定する性能が良い（動かぬ証拠）といえる（**図12**）．
　次に尤度比を活用した例を示す．先ほどの検査「心電図上のST上昇」の心筋梗塞に対する陽性尤度比 LR（＋）は22である．

検査	陽性尤度比 LR（＋）
心電図上のST上昇	22

3 代表的な診断推論アプローチ②仮説演繹法

図12 尤度比の診断特性

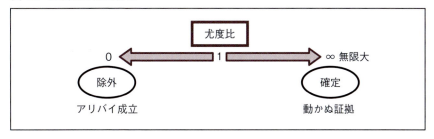

図13 オッズ（odds）と確率（probability）の違い

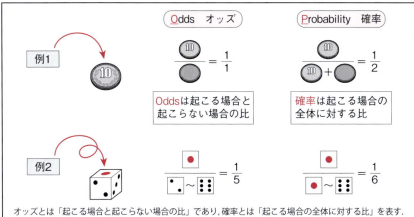

オッズとは「起こる場合と起こらない場合の比」であり，確率とは「起こる場合の全体に対する比」を表す．例1で考えれば，コインを投げて表が出るオッズは「1÷1＝1」となる．一方，コインを投げて表と出る確率は「1÷2＝0.5」となる．例2で考えれば，サイコロを振ったとき，1の目が出るオッズは，「1÷5＝0.2」となり，1の目が出る確率は，「1÷6＝約0.17」となる．

　仮説演繹法は，数学的な確率の計算に置き換えることができる．この計算を「ベイズの定理」という．

　尤度比（LR）は，このベイズの定理と呼ばれる計算式のなかで用いられる．ベイズの定理では，「オッズ（odds）」と呼ばれる，確率と同様に現象の起こりやすさを表す指標を用いる．オッズ（odds）と確率（probability）との違いを図13に示す．

　ある疾患において，ある検査を実施する前のオッズを「事前オッズ」，検査後のオッズを「事後オッズ」という．ある検査を実施することによって，「事前オッズ」の値が「事後オッズ」の値に変化するが，どれくらい変化するの

かを表した係数が尤度比である．

オッズは以下のように求めることができる．

オッズ＝確率÷（1－確率）

それでは，胸痛を主訴に受診した患者のオッズを計算する．

心筋梗塞の場合，事前確率は 10％（胸痛患者 100 人中，その 10％にあたる 10 人が心筋梗塞）とすると，以下の計算式が成り立つ．

事前オッズ＝ 0.1 ÷（1－0.1）
　　　　　＝ 0.1 ÷ 0.9
　　　　　＝ 0.11

（100％を 1.0 とすると，10％は 0.1 と表すことができる）

そこで，陽性尤度比（検査が陽性であった場合に用いる尤度比）LR（＋）＝ 22 の「心電図上の ST 上昇」という検査を実施した結果，検査が陽性であった（ST 上昇を認めた）場合，以下の計算式が成り立つ（ベイズの定理）．

事後オッズ＝事前オッズ × LR（＋）
　　　　　＝ 0.11 × 22
　　　　　＝ 2.4

つまり，「心電図上の ST 上昇」という検査を実施したことによって，事前オッズ「0.11」が数値的に 22 倍の事後オッズ「2.4」に変化したわけである．先述したとおり，LR＞10 の検査は性能（診断特性）が良いので，ST 上昇：LR（＋）＝ 22 は，非常に性能の良い検査といえる．

3 代表的な診断推論アプローチ②仮説演繹法

パールとは？

　前述のように，感度・特異度や尤度比といった EBD を院内トリアージに活用することを提案してきたが，1つひとつ検査によって値の違う感度・特異度や尤度比を暗記するのは困難である．

　また，院内トリアージの場面で，数学的に計算をしながら，診断推論を展開していくことは，決して効率がよい作業とはいえない（筆者も，自施設のトリアージナース育成のため，感度・特異度や尤度比を教えようとしたが，あまり効果的ではなかった）．

　それでは，院内トリアージに，この感度・特異度や尤度比をうまく活用するにはどうすべきだろうか？

　感度・特異度や尤度比に裏付けられた"**クリニカル・パール**"を学び，それを診断推論を展開するなかで活用することである．"パール"とは真珠の意味だが，"クリニカル・パール"とは「医学的知識や経験に裏付けられた，診断のヒントとなる格言」を意味する．

　例えば，先ほどの「ST 上昇」は陽性尤度比 LR（＋）＝ 22 という非常に性能の良い指標に裏付けられたクリニカル・パールである．おそらく，救急看護師であれば誰しも「心電図の ST 上昇＝心筋梗塞」という知識はお持ちだろう．そして，院内トリアージの場面で，心筋梗塞が疑われる患

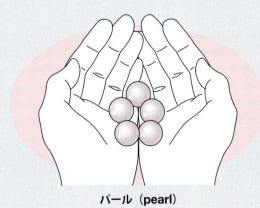

パール（pearl）

者と遭遇すれば，12誘導心電図を測定してST上昇の有無を確認し，心筋梗塞の蓋然性を確認していることだろう．

　しかし，陽性尤度比の値がいくつかという知識を持っている看護師は少ないのではないだろうか？　つまり，感度・特異度や尤度比といった値が大きな意味を持つのではなく，それらから裏付けられたパールが大いにトリアージに役立つだろう．

　先述した疾患の典型的な症状・所見等に関する知識である「スキーマ」のうち，疾患の可能性を大きく動かす重要なスキーマが**クリニカル・パール**であるといえる．

　この感度・特異度，尤度比に裏付けられたパールについては，第5章で，各症候別に詳細に説明していく．

3 代表的な診断推論アプローチ②仮説演繹法

⑤ 仮説検証・仮説再形成

　追加の情報収集を終えれば，仮説演繹法による診断推論もいよいよ大詰めである．追加の情報収集によって批判的に吟味した結果から，仮説が正しかったか，間違っていたかの判断をする．

　間違っていると判断した場合，これまでに得られた情報から違う疾患・病態を仮説として再形成する必要がある（仮説再形成）．「仮説形成→検証→仮説再形成→検証」の流れを繰り返しながら疾患・病態を絞り込んでいき，最終的にこの疾患だろうという判断に至れば，そこから緊急性の判断へと進む．

　あくまでトリアージの段階での診断推論における判断は，不確かさを含んでいることを念頭に置いておかなければならない．実際のトリアージの場面では，仮説検証の結果，"この疾患に間違いない！"というくらい自信を持って判断ができることは少ないだろう．仮説検証における重要なポイントは，「自信を持ってcritical（見逃してはならない）な疾患を除外できているか？」を吟味することである．

　例えば，胸痛の患者にトリアージを実施して，「おそらく緊急性の低い筋骨格系の疾患だろう」と安易に仮説検証を終えるのではなく，「おそらく緊急性の低い筋骨格系の疾患だろう．しかし，絶対に急性心筋梗塞ではないとは言い切れない」と吟味するということである．

　院内トリアージで最も重要視しなければならないことは，患者の安全性の確保なので，緊急性の高い疾患を，自信を持って除外できるまで仮説検証を繰り返すことが必要であり，もしくは，少しでもcriticalな疾患の可能性が残されているならば，それを除外できていないことを念頭に仮説検証を終えて，緊急性の判断を行うことが必要である．

⑥ 緊急性の判断

　仮説演繹法による臨床推論の方向性を決めるのが，問題表象であり仮説形成仮説検証の結果，予測している疾患・病態の緊急性を考慮して，患者の健康問題の緊急性の判断を行う．

　例えば，胸痛における5 killer diseaseと予測するならば，緊急性は高いと判断

図14 診断推論と緊急度判定の関係

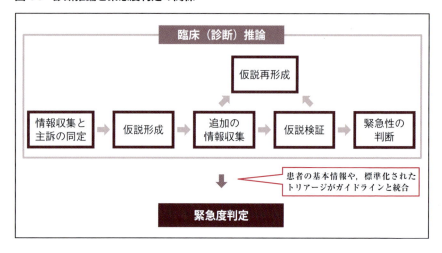

し，かぜ症候群と予測すれば緊急性は低いと判断する．

ただし，前述したとおり，考え得るcriticalな疾患を，自信を持って除外できていない場合は，セーフティネットとして，"緊急性が高いかもしれない"と判断し，トリアージレベルを上げておくことが無難である（オーバートリアージを容認する態度）．

ここでいう「緊急性の判断」は，患者の健康問題の原因となっている疾患・病態の予測からの判断までを意味する．つまり，診断推論によって導き出した予測される疾患・病態の緊急性を判断したら，続けて患者の年齢や既往歴などの基本的情報から考えられるリスクや，トリアージのガイドライン〔例：JTAS（Japanese Triage and Acuity Scale）〕に患者の症状や所見を当てはめた結果と統合して，最終的にトリアージレベルに割り当てることとなる（**図14**）．

引用・参考文献
1) 福井次矢，黒川　清監修．ハリソン内科学 第4版．東京：メディカル・サイエンス・インターナショナル；2013
2) 野口善令．ヒラメキ！診断推論 総合診療のプロが苦手な症候へアプローチ，教えます．東京：南江堂；2016
3) 野口善令，山中克郎，澤田覚志編．UCSFに学ぶ できる内科医への近道 改訂第3版．東京：南山堂；2009. p.74

4 代表的な診断推論アプローチ③ パターン認識

　パターン認識（pattern recognition）とは，直感的推論（intuitive reasoning）の1つであり，<u>患者の症状・所見が自分の記憶にある疾患・病態の臨床像（パターン像）と一致</u>させることを<u>瞬間的に認識</u>する推論である．

　仮説演繹法が「患者の健康問題の原因となっている疾患・病態を仮定し，その疾患・病態に見合った症状・所見を探す」という認知過程であるのに対し，パターン認識は「個々の症状や所見の組み合わせを，自らの長期記憶にある疾患・病態のパターン像から検索する」ような認知過程である．つまりパターン認識は，個々の具体的な事柄（症状，所見）から一般的な法則（症状・所見を組み合わせた疾患・病態のパターン）を導き出す帰納的（前方）推論であり，演繹的（後方）推論である仮説演繹法とは推論の方向性が異なる．

　パターン認識は，図1に示すように「情報収集と主訴の同定」の時点で観察された症状や所見から，直感的に「仮説形成」するとともに，以降のプロセスをショートカットして「緊急性の判断」まで一気に進むような思考過程である．

　また，仮説演繹法の過程においても，患者の症状や所見，問題表象から仮説となる疾患・病態を想起する「仮説形成」の認知は，パターン認識が利用されていると言われている（図2）．

　熟練した医師は，診断をつけるという思考過程の8～9割が直感的といわれ，

図1　パターン認識の思考過程

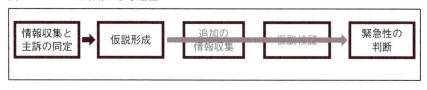

図2 仮説演繹法での仮説形成におけるパターン認識の利用

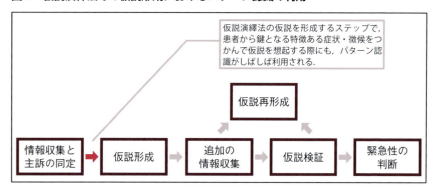

直感的推論を多用している.認知心理学ではパターン認識と言われるが,シャッターを切って一瞬で写真を撮影するのに近いイメージから,臨床医の世界では「スナップ診断」とも呼ばれている.パターン認識による判断ができるかどうかは,自分のなかにパターン像が形成されているかで決まる.

例えば,新幹線の写真を見れば,誰しも"一目瞭然"に「新幹線」と認識できるだろう.それは,新幹線の色,形などのパターン像が形成されているからである.

院内トリアージの場面で,例えば,眼球が突出し,頸部の腫脹があり,頻脈である患者を見れば,瞬間的に「バセドウ病」と判断するだろう.しかし,バセドウ病の3徴である「眼球突出」,「甲状腺腫」,「頻脈」などのパターン像が形成されていることが前提となる.つまり,わかる人にはすぐわかるが,わからない人にはまったくわからないということである.

「一目瞭然」新幹線のパターン像

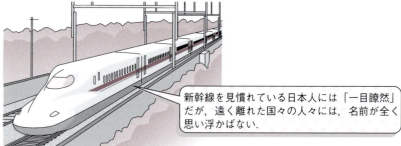

4 代表的な診断推論アプローチ③パターン認識

　臨床医の間では,熟練した医師ほどパターン認識を活用しているが,トリアージナースはどうだろうか?

　筆者の調査において,トリアージナースは仮説演繹法よりもパターン認識を使うことが多いことが明らかになった(**図3**)[1].つまり,院内トリアージにおいては,パターン認識を用いるべき機会が多いと考えられる.

　例えば,外傷による上肢痛の患者をトリアージする際,患者の上肢が腫脹,変形していれば,瞬間的に「骨折」と認識するだろう.

　また,目の前の患者の状況が,自身が経験したことのある状況と「似ている」と認知(類似的認知)して,積極的にそれに当てはめることもあるだろう.

　例えば,インフルエンザが流行し,何度もインフルエンザの患者をトリアージしていれば,発熱と筋肉痛を訴える患者を目の前にしたとき,「インフルエンザ」と認知するに違いない.

　筆者の調査において,熟練したトリアージナースも,仮説演繹法と比較してパターン認識を多く実践していることが明らかになった.しかし,熟練したトリアージナースは,経験の浅いトリアージナースと比較すると,仮説演繹法をより実践していることが明らかとなった.つまり,熟練したトリアージナースほど,パターン認識と仮説演繹法といった推論の選択肢を持っていると考えられる.

図3 院内トリアージにおける診断推論の思考様式の比較[1]

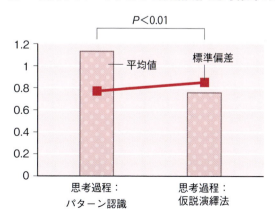

❶ パターン認識のメリット

　パターン認識のメリットは，経験豊富なトリアージナースにとっては正確かつ迅速に正解を見つけられることであろう．患者の状態や救急外来の状況などによっては，ある程度の妥当性を確保したなかで，論理性よりも迅速性が優先されることがある．

　例えば，院内トリアージにおける第一印象で，患者に顔面蒼白，冷汗を認めれば，分析的（論理的）に「ショック」かどうかを吟味していくことよりも，瞬間的に「ショック」と判断して即時介入することを優先すべきである．仮にその患者にはショックではなかったという判断エラーがあったとしても，"致命的な状態"であることを見逃していないという意味で，絶対にあってはならない危険なアンダートリアージを回避したことになる．

　また，混雑している救急外来でトリアージをこなしていくには，パターン認識によって，迅速に緊急性を判断していかなければ，適切かつ効率的なトリアージを実践することは難しいかもしれない．

❷ パターン認識のデメリット

　パターン認識の最大のデメリットは，経験したことのない（学習したことがない）疾患や病態は，自分のなかにパターン像がなく認識できないことである．
　そして，経験知に基づいた直感によるため，さまざまな**認知バイアス**（バイアス＝思考がある影響によって偏ってしまうこと）に陥りやすいということである[2]．

　例えば，インフルエンザ患者に対するパターン認識を先述したが，同様にインフルエンザが流行している時期に，発熱と頭痛が主訴である患者を，インフルエンザによる発熱とそれにともなう頭痛と認知して，インフルエンザの患者と判断した．医師による診察開始まで，患者を待合廊下で待たせていたところ，実は細菌性髄膜炎の患者であり，待合廊下で意識障害を起こし急変して，ICU入院となったというような例である．これはアベイラビリティ・バイアス（availability bias）と呼ばれ，よく遭遇する疾患や病態をまず想起してしまうバイアスである（**表1**）．

4 代表的な診断推論アプローチ③パターン認識

表1 代表的な認知バイアス[3]

アベイラビリティ・バイアス (availability bias)	よくみる病気をすぐに想起する
オーバーコンフィデンス・バイアス (over-confidence bias)	前医からの紹介状の内容や先輩トリアージナースの意見に盲目的に従う
アンカーリング・バイアス (anchoring bias)	最初に想起した仮説に固執する
コンファーメーション・バイアス (confirmation bias)	自分の仮説に不適合なデータを無視する
ハッスル・バイアス（hassle bias）	精神的・肉体的に「楽」に処理できるような仮説を考える
ルール・バイアス（rule bias）	完全に正しいわけではない一般ルールに盲目的に従う

引用・参考文献
1) 伊藤敬介．看護師による院内トリアージにおける臨床推論．高知県立大学大学院看護学研究科平成26年度修士論文．2014
2) 志水太郎．診断力向上のためのアートとサイエンス．東京：医学書院；2014
3) 徳田安春．症候別"見逃してはならない疾患"の除外ポイント The 診断エラー学．東京：医学書院；2016

5 並列認知構造

❶ パターン認識と仮説演繹法の比較

　パターン認識のメリット，デメリットを前述したが，仮説演繹法のメリットとデメリットを説明し，両者を比較してみよう（**表1**）.

　パターン認識のメリット，デメリットは前述したとおりだが，仮説演繹法のメリットは，批判的思考法による思考過程であり，後に自身の診断推論の何が間違いだったか，何が足りなかったかを検証することが可能である（検証可能）．また，文脈的に言語化することが可能であるため，他者に言葉で説明が可能である（伝達可能）．

　筆者は，この仮説演繹法のメリットを活かし，自施設における院内トリアージの教育を行っている．院内トリアージ事後検証において，筆者が作成したトリアージ検証票を各トリアージナースに記載してもらっているが，その記載項目には「想起した疾患（1〜3個）」と「それぞれの疾患を支持または除外した思考」があり，意図的にそれらを言語化するトレーニングと，全体でディスカッションすることで批判的に吟味することのトレーニングを行っている．

　仮説演繹法のデメリットは時間を要することである．時間的制約がある院内トリアージの過程において，長時間かけて推論を展開することは，緊急性の高い患者の診療を迅速に開始するというトリアージの目的から考えれば本末転倒になりかねない．

　また，知識・経験の不足によって，問題表象から仮説が想起できないこともあれば，仮説が想起できても仮説の蓋然性を批判的に吟味するために必要な情報が思い浮かばず，推論が中断することもある．

　さらに，仮説演繹法は，トリアージにおいて，よく遭遇するcommonな疾患の推論には活用できるが，レアな疾患な疾患の推論は苦手とする．

表1 パターン認識と仮説演繹法の比較

	パターン認識	仮説演繹法
特徴	直感的推論 帰納的推論	分析的推論 演繹的推論
メリット	迅速，効率的	科学的，論理的 検証可能，伝達可能
デメリット	バイアスに陥りやすい	時間を要する レアな疾患は苦手

❷ 臨床判断を誤る診断推論の心理過程

　トリアージナースは診断推論を展開して，緊急性を判断するわけだが，その判断を誤ることもある．その原因には，どのような心理機序があるのだろうか？多くの場合，知識・経験不足によって仮説形成や仮説検証ができないことや，認知バイアスによって診断推論の方向性を誤ることなどが原因と言えるだろう．

　参考までに，現在報告されている医師の誤診に至る心理機序は，トリアージナースの誤った臨床判断に至る心理機序に通じるものがあるので，代表的な心理機序「仮説形成の早期閉鎖」について説明する．これは，さまざまな認知バイアスによって，いったん思いついた仮説に固執し，新たなデータが得られても，仮説を再形成しない心理をいう．パターン認識はそもそも直感的推論であり，早期閉鎖が前提となる．そのため，分析的推論である仮説演繹法と比較すると，最終的な判断を誤ることが多いといえるだろう．

　また，仮説演繹法においても早期閉鎖による誤った判断が起こる．そもそも，仮説演繹法は仮説に関する情報を収集するにつれて，仮説を改訂させていくダイナミックなプロセスである．しかし，なんらかの認知バイアスによって早期閉鎖してしまい，演繹的な推論が中断することがある．それによって誤った判断が導かれることがある．

❸ 並列認知構造とは

　前述したように，直感的推論であるパターン認識と，分析的推論である仮説演繹法は，いずれも強みと弱みを併せ持っている．よって，この分析的推論と直感的推論（非分析的推論）を相補的に組み合わせることを並列認知構造（dual cognitive architecture）といい，診断推論を改善できる認知構造といわれる．

　仮説演繹法の出番は，無意識下での直感的推論であるパターン認識が想起されなかった場合となる．ということは，直感的にパターン認識ができれば，仮説演繹法の出番はないが，パターン認識は認知バイパスが多いことが弱みである．そこで，パターン認識によって導き出された結論を，仮説演繹法のような分析的推論によって正しいかどうかを吟味するように相補することがある．

　例えば，パニック障害の既往がある20歳代の女性が「呼吸困難」を主訴に受診したため，トリアージを開始したところ，著明な頻呼吸が認められた．ここで，トリアージナースは，直感的に「パニック障害の患者の代表的な症状に過換気がある」というパターン像を想起し，パターン認識によって「過換気症候群」だと判断し，緊急性は低いと判断したとする．これは非常に効率的で迅速な臨床判断だと思われるが，認知バイアスがありそうである．

　次に仮説演繹法を用いて，同じ患者に対してトリアージをするなら，第一仮説の「過換気症候群」のほか，若年者にも起こり得て，呼吸不全といった急変のリスクのある「気管支喘息」や「気胸」といった他の鑑別すべき「仮説」も形成し，どの仮説が正しいか，それぞれの蓋然性を評価するような追加の情報収集を行うこととなる．これは，時間は要するが，論理的で見落としが少ないだろう．

　この2つを組み合わせて，まず仮説は，パターン認識によって想起された「過換気症候群」に絞り込み，過換気症候群の蓋然性を評価するための追加の情報収集を行う．その結果，過換気症候群という判断で矛盾がないかという推論を展開すればよい．これが「並列認知構造」である．

　直感的推論と分析的推論の2つの推論は，対立することなく相補的に組み合わされて展開される．1つの症例に対しても，2つの推論は並列認知構造

として使用されている．これによって，お互いの弱みを補完し合った安全で効率的な診断推論の展開が可能となる．

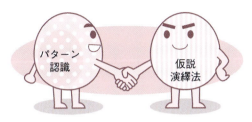

第4章

臨床推論の学び方

1 医学的知識の ネットワーク化

　先述したとおり，院内トリアージにおいて適切に緊急性を把握するには，臨床推論を展開することが重要であることはご理解いただけたと思う．そこで，本章では院内トリアージにおける臨床推論を効率的かつ効果的に学習する方法について述べたい．

❶ 疾患と症候の関連を学習する

　看護基礎教育で学ぶことは，「疾患・病態に対する看護」である．例えば「急性心筋梗塞の患者に対する看護」，「心不全の患者の看護」と表現された看護過程を学習してきた記憶はないだろうか？　つまり，これらはすでに疾患名が決定している（診断されている）ことを前提とした看護実践教育といえる．

　また，疾患に対する教育も，疾患の典型的な症状や背景などについて学習することと思う．

　例えば，「急性心筋梗塞の症状→心電図 ST 変化，胸痛，冷汗」「急性心筋梗塞の背景→中高年の男性，喫煙，メタボリック症候群」といった典型像を学習してきただろう．しかし，院内トリアージの場面では，「胸痛，冷汗，心電図 ST 変化→急性心筋梗塞の疑い」「喫煙歴，メタボリック症候群→心筋梗塞の可能性 UP」といったように思考の方向が逆転するため，症状・所見から疾患・病態を予測するという推論が求められるのだ．

　<u>診断推論には，その疾患によく見られる症状や所見，その疾患に特異的な症状や所見（その疾患の特徴である症状や所見）を関連づけた（ネットワーク化された）医学的知識が不可欠である</u>（**図1**）．つまり，院内トリアージにおける診断推論力を高めるには，<u>常に疾患と症候を関連づけた学習が重要である</u>．

図1 ネットワーク化された医学的知識

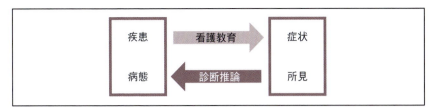

❷ ネットワーク化された医学的知識の学習の実際

　それでは，トリアージナースとして，ネットワーク化された医学的知識を学習していくにはどうすればよいのだろうか．筆者自身が考案して自らの施設で取り入れている学習方法を紹介したい．

　高知医療センターでは，電子カルテ上のトリアージ記録に「臨床判断」の欄を設けており，「予測される疾患・病態」や「緊急度判定の根拠」を記載するようにしている．それによりトリアージナースの推論を言語化して，伝達可能にし，事後検証も可能にする工夫をしている（**図 2A**）.

　トリアージを導入している施設では，トリアージの事後検証のためのデブリーフィングを行っていると思う．そこにひと工夫して，院内トリアージの「事後検証票」を作成し，そして，トリアージナースに各自が経験したトリアージ症例について事後検証会のたびに記載してもらうようにする．

　検証票の項目に「想起した疾患」という項目を設け，トリアージナースが想起した疾患を記載してもらう．想起した疾患については第1～第3候補まで記載してもらう．さらに「想起した疾患ごとに，それを支持，または除外した根拠」を記載してもらう（**図 2B**）.

　このようにして，診断推論の思考過程の言語化を図る作業が重要であり，ネットワーク化された医学的知識の学習を促進させることが可能となる．

　そして，事後検証票の内容についてトリアージナース全体で事後検証のデブリーフィングを行っている．このデブリーフィングには2つの要素がある．1つ目は診断推論の思考をトレーニングする要素である．質問という形で双方向性のコミュニケーションをとりながら，トリアージナースの思考活動を促進する（**表1**）.

図2 院内トリアージ事後検証票（高知医療センター救急外来）
A 院内トリアージ記録テンプレート（高知医療センター救急外来）

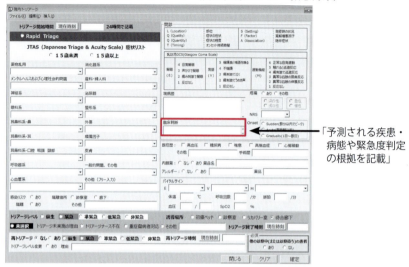

「予測される疾患・病態や緊急度判定の根拠を記載」

B トリアージ検証票

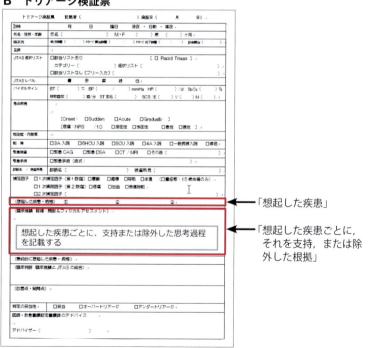

「想起した疾患」

「想起した疾患ごとに、それを支持、または除外した根拠」

1 医学的知識のネットワーク化

表1 診断推論の思考活動を促進する質問

1. どのような疾患・病態を想起したか？（1〜3疾患）
2. どうしてその疾患・病態を想起したのか？（初期の情報のうち，どの情報から想起したか？）
3. 想起した疾患・病態をどのような情報により支持または除外したか？
4. 最終的にどの疾患・病態の可能性が高いと考えたのか？

　双方向性のコミュニケーションによる議論は学習定着率が高いことが知られている．そして，思考過程を議論し共有する．思考過程を共有できる機会は，トリアージナース達が集まり直接議論する機会しかない．つまり，皆で集まって双方向性のコミュニケーションをとる機会を設けることが，診断推論の思考力を促進させることになる．

　ただし，診断推論に関する思考活動を促進するためのデブリーフィングには，医学的知識が豊富かつ成人教育法を熟知したデブリファー（デブリーフィングの進行役）が必要不可欠である．医師や救急看護認定看護師がこの役割を担うとよい．

　2つ目は**医学的知識を共有する要素**である．疾患を支持し，除外するために必要な医学的知識を議論し共有する．特に疾患の確からしさを大きく変動させることのできるクリニカル・パールを共有する．また，オンセットなどの病理学的なアプローチは様々な症候別の診断推論において有効である．

　感度・特異度や尤度比に裏付けられた**クリニカル・パールや病理学的なアプローチ**を，実体験したトリアージ症例のデブリーフィングで検討し共有することで，それらを長期記憶化でき，ネットワーク化された医学的知識を高め，診断推論の展開に説得力を持たせるだろう．

　特に急性冠症候群や脳卒中など，見逃すことがあってはならない疾患についての学習を優先すべきである．院内トリアージでは，常に「待たせると患者にどの程度のリスクがあるか」を念頭に置く必要がある．緊急性の高い疾患を支持または除外さえできれば，"待たせてはならない"ハイリスクな患者に対するアンダートリアージを防ぐことができるからである．

2 クリニカル・パールとスクリプトの学習

　疾患の典型的な症状・所見などに関する知識である**スキーマ（schema）**のうち，臨床疫学的指標（感度・特異度，尤度比）の性能が良い症状・所見に関するスキーマを**クリニカル・パール**という．特に尤度比の性能が良い検査は，活用しやすいクリニカル・パールといえる（**表1**）．院内トリアージにおける診断推論は，クリニカル・パールを多くもつことで適切かつ効率的に展開される．

　また，診断推論を展開するには，スキーマ（クリニカル・パールに関する知識）の学習だけではなく，**疾患スクリプト（illness script）**を学習する必要がある．疾患のスクリプトとは，クリニカル・パールや背景因子，病態生理などの要因を関連づけた知識の枠組みである．つまり，疾患の症状や所見だけでなく，年齢や性別の基礎情報から既往歴や内服歴などの背景因子も含めた"疾患の物語"に関する知識といえる．

表1　尤度比の性能

LR 10	確定診断的な症状／所見
LR 5	可能性はかなり上がる
LR 2	病歴・身体所見としては可能性を上げる
LR 1	可能性の変化なし（無意味）
LR 0.5	病歴・身体所見としては可能性を下げる
LR 0.2	可能性はかなり下がる
LR 0.1	除外診断的な症状／所見

❶ クリニカル・パールとスクリプトの効率的な学習

　クリニカル・パールやスクリプトを効率的に学習するには，疾患の典型的症状・所見を参考書から学習するだけではなく，院内トリアージのシミュレーション学習を行うなどして，<u>模擬患者</u>を創る作業を行うことである．

　模擬患者を想定することは，つまり疾患のクリニカル・パールに関する知識や，背景因子も含めた疾患のスクリプトを自らの頭のなかに思い浮かべなければならない．模擬患者の症状／所見にクリニカル・パールを組み込み，基礎情報，背景因子の典型像を組み込んだ模擬患者を創る．それにより，クリニカル・パールや基礎情報，背景因子などの要因を関連づけることが促進され，疾患スクリプトの学習が促進される．

　ぜひ，院内トリアージの学習において，模擬患者を創る機会を設け，疾患のスキーマやスクリプトを学習してもらいたい．

❷ 緊急性の高い疾患の pertinent negative signs/symptoms を学習する

　院内トリアージでの臨床推論の基本的な流れは，見逃してはならない critical disease を "除外" する方向で進めていく．疾患を除外する考え方は，critical disease の典型症状がないことを確認するか，critical disease を除外するために重要な症状や所見 "**pertinent negative signs/symptoms（パーティネント ネガティブ サイン / シンプトム）**" があるかを確認するかのいずれかである．

　先述したとおり，看護師は疾患の典型的な症状などについての教育は受けているが，pertinent negative signs/symptoms の教育は受けていないのが現状である．

　院内トリアージにおける臨床推論力を高めるためには，見逃してはならない critical disease の典型的症状に加え，**critical disease の "pertinent negative signs/symptoms"** を学習することも有効である（**表2**）．

表2 Critical disease の "pertinent negative signs/symptoms" の例

	pertinent negative signs/symptoms	陽性尤度比（LR）
心筋梗塞	呼吸性変化のある胸痛	0.2
	鋭い刺すような痛み	0.3
	体位で変化する痛み	0.3
	胸壁の圧痛	0.3
肺塞栓	喘鳴	0.2
	起坐呼吸の存在	0.1
腹膜炎	腹壁圧痛テスト陽性	0.1

第5章

院内トリアージにおける症候別の診断推論

1 痛み

院内トリアージでの「痛み」のtipsは3つ！

❶ 網羅的な問診

　救急外来には「痛み」を主訴とする患者がたくさん訪れるため，当然，院内トリアージにおいては「痛み」に対する診断推論が展開される．人体に生じるすべての「痛み」が，体の不具合もしくは異常を示す危険信号であり，その原因となる臓器は，心臓や胃腸，皮膚，筋肉，骨と多岐にわたる．また，「肩が痛い」との訴えでも，心筋梗塞であることもあり，患者が訴える疼痛部位と原因となる臓器の部位が異なる場合もあるため，「痛み」に対する診断推論は難しい．

　しかしながら，この「痛み」を攻略し，緊急性を見極めるtipsがある．「痛み」に対する問診は，特にLQQTSFAやOPQRSTを用いることが有効である．これにより，漏れなく痛みについての情報を聞き出せる（**p.63** 参照）．

❷ "Onset（オンセット）"の確認

　痛みを訴える患者に対して，緊急度を見極める「キー」となるのが，「オンセット」の確認である（**p.60** 参照）．突然発症する「サドン・オンセット：sudden onset」は，破れる！詰まる！捻れる！裂ける！といった超緊急の疾患に絞り込むことが可能となるため，痛みを訴える患者に対してsudden onsetか否かは必須の確認事項である（**表1**）．

　筆者の経験上，トリアージナースは「いつから痛くなりましたか？」という発症時間・時期の確認についての質問は必ず実施しているが，オンセットの確認ができていない傾向がある．「痛み」の緊急性を見極めるために，必ずオンセットを確認する習慣を身につけなければならない．

表1 Sudden onset の疾患

病因	疾患名
破れる	腹部大動脈瘤破裂，消化管穿孔，突発性食道破裂
詰まる	急性心筋梗塞，脳梗塞，肺塞栓，上腸間膜動脈血栓症，尿管結石
捻れる	精巣捻転，卵巣茎捻転，S状結腸捻転
裂ける	胸部大動脈解離，椎骨脳底動脈解離

　では，sudden onset の確認をどのように質問すればいいのか．

　「突然痛くなりましたか？」，「急に痛くなりましたか？」と質問すれば，患者は「はい」「突然です」「急にです」と答えることが多いだろう．しかし，トリアージナースと患者では発症様式に関する認識のズレが存在し，患者にとっては「昨日から」であっても突然なこと，急なことだと認識することが多い．そのため，これらの質問の仕方では sudden onset かどうかは見抜けない．

　オンセットの確認は，必ず<u>発症から痛みがピークとなるまでの時間</u>が確認できる質問をする（問診例参照）．

> 【問診例】
> 〈Sudden onset（突然発症）〉
> 「全く痛くなかったのが，ある瞬間から突然ドーンと痛みのピークがきましたか？」
> 〈Acute onset（急性発症）〉
> 「なんかおかしい，なんか痛いと感じているうちに，どんどん痛みが強くなってきて，何分間後かには痛みがピークになるような感じでしたか？」

　また，<u>痛みが発症した時間を覚えているか，そのとき何をしていたか</u>を確認する．この質問に対し，明確に時間を答えたり（○時○分頃），何をしていたか（例：料理をしているとき，テレビを見ているとき）と答える場合は，sudden onset の可能性が高くなる．通常，sudden onset の場合は症状が強く，

患者の不安も強いため,発症から比較的短時間で来院することが多い.

発症様式に関する質問に対して患者が,「昨日から」「1週間くらい前から」などと,日単位以上(日,週,月,年の単位)で答える場合は,グラデュアリー・オンセット(gradually onset;緩徐な発症)であることが多い.Gradually onsetでは,患者の発症時の記憶が明確でなく,ある程度の期間を経て来院することが多く,超緊急の疾患は否定的となる.

❸ 体性痛・内臓痛・関連痛

① 体性痛

体性痛には,表在痛と深部痛の2種類がある.表在痛とは,皮膚の痛みのことであり,局在が明らかである.院内トリアージの場面において,緊急性の高い疾患が隠れていることは少ない.

深部痛は,筋や骨などに生じる鈍痛であり,局在は不明瞭である.側壁腹膜や腸間膜,横隔膜などの疼痛は,この「体性痛」に分類され,鋭い痛みで局在が明らかである.

特に「腹痛」において体性痛と内臓痛の分別は重要な意味を持つ.体性痛の存在は,急性腹症において緊急性の高さを示唆する「腹膜炎」の存在を意味するためである(表2).

表2 内臓痛と体性痛

	部位	局在性	振動で増悪
内臓痛	消化管,尿管	−	−
体性痛	腹膜,胸膜	+	+

② 内臓痛

　内臓痛は，管腔臓器の内圧上昇や，実質臓器の被膜の伸展などにより引き起こされる疼痛である．胸腔・腹腔の内臓痛は，交感神経系求心性線維や副交換神経系求心性線維（迷走神経）の自律神経や，それに並走する線維で中枢神経に伝えられる．このように自律神経と並走しているため，内臓痛には自律神経系との相互作用が起こりやすく，自律神経症状（冷汗，悪心嘔吐）が伴うことが多い．つまり，痛みを訴える患者に，冷汗や悪心嘔吐が伴う場合，その痛みは内臓痛である可能性が高くなる．

　また，同じ臓器からの痛覚経路が複数存在し，複数の脊髄レベルに達するため，「内臓痛」は痛みの局在も，痛みの性質も不明瞭なことが多い．「内臓痛」の場合，握りこぶしや手のひらで示したり，手を動かして範囲を示すなど，漠然とした範囲を示すことが多い．

③ 関連痛

　本来の痛みの発生部位とは異なる場所で感じる痛みを「関連痛」という．「内臓痛」を伝える交感神経求心性線維（1次ニューロン）が投射する2次ニューロンに，皮膚からの体性求心性線維（1次ニューロン）が合流することがある．そのため，内臓からの痛みを皮膚からの痛みと脳が誤認識することがある．これが「関連痛」のメカニズムである（図1）．つまり，主に関連痛は内臓痛に由来する（筋骨格系の体性痛にも関連痛が生じることがある）．

　また，関連痛の主な部位を知ることで，疼痛が出現した部位からある程度病気を推定することも可能となる（図2）．

図1 交感神経求心性線維と体性求心性線維の合流：心臓の関連痛について[1]

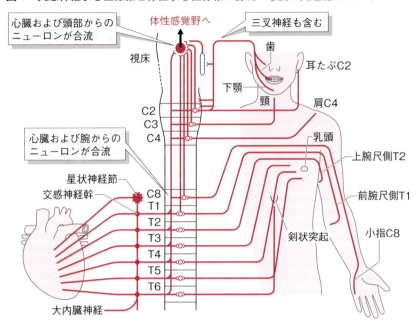

図2 関連痛の主な部位

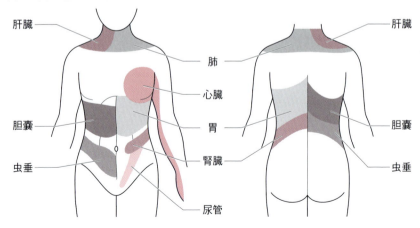

以降の症候別診断推論では,「痛み」の代表的症候として「胸痛」,「腹痛」,「頭痛」を解説する.各項において,疼痛の性状からの診断推論を述べているので,本稿を参考にしながら読んでもらいたい.

引用・参考文献
1) 笹木　晋, 岡田優基, 鎌田一宏, 他. 徳田安春企画. レアだけど重要な「痛み」の原因 ―システム 1 診断学. 総合診療 25: 1005, 2015

胸痛

胸痛の患者はすぐにトリアージを！
Killer chest pain を必ず除外する！

❶ 胸痛患者へのトリアージのアウトカム

「胸痛」で来院した患者と聞いたら，どんな緊急度の病態を想起するだろうか．
　さまざまなケースや専門書で目にして印象に残っている症例は，急性心筋梗塞の典型例，さらには，自家用車で来院し，トリアージブースに歩いて入室した患者が，じつは急性胸部大動脈解離であったなどの，シビアなケースが多いかもしれない．
　もちろん，胸痛においては，それら最悪の病態をできるかぎり見逃さないことが院内トリアージの主軸であるため，おおよそ学びの場面では，最悪のケースを想定して，緊急性を判断することがトリアージの基本であるといえる．
　しかし，診断推論を展開して症状を捉えようとする場合，胸痛を主訴とする患者のうち，急性心筋梗塞の頻度は，実際は 10 〜 20％程度である事実は，院内トリアージにおける重要なポイントである．さらに，急性胸部大動脈解離，肺塞栓，緊張性気胸といったほかの致死的疾患の頻度はさらに低い．つまり大部分は，非器質的な緊急性の低い疾患なのである．
　「昨晩からずっと胸が痛く，息切れもする」という訴えで来院した若い女性が，単なる心臓神経症であったり，「胸部の正中部が痛い．心臓に問題が……」と訴える患者が，胃食道逆流症（gastroesophageal reflux disease: GERD）であることもあるだろう（緊急性の低い疾患）．
　このように多くの場合，致死的ではない胸痛患者に対するトリアージの実践で重要なことは，経過のすべてで **killer chest pain** を恐れるということではない．胸痛患者のなかには，突然急変し致死的になる可能性がある疾患，一刻でも早い医師の診察が予後を左右する疾患が隠れている可能性があることを十分に留意しながらも，実際は **レアケース** である致死的胸痛疾患を除外していくことなのである（図1）．

胸痛において見逃してはならない疾患（critical disease）

- 急性冠症候群（acute coronary syndrome: ACS）
- 急性胸部大動脈解離
- 肺塞栓
- 緊張性気胸
- 突発性食道破裂

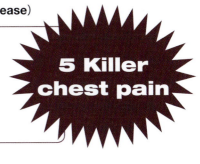

図1　疾患頻度と臨床的重要度[1)]

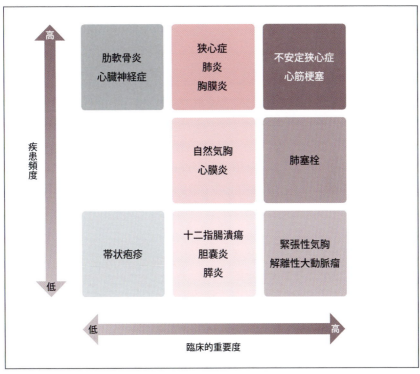

❷ 見逃してはならない疾患の特徴

① 急性冠症候群（ACS）
- ST上昇型（Q波）心筋梗塞，非ST上昇型（非Q波）心筋梗塞，不安定狭心症に分類される．
- 長びく胸痛（＞30分）に，息切れ，悪心，左右の腕や頸部への放散痛，発汗を伴う．
- 心原性ショック，心室性不整脈を合併する可能性がある．
- 激しい胸痛は心筋の危機が進行中であることを意味する．
- "時は心筋なり！" 早期の病変冠動脈枝の再灌流を急ぐこと！

② 急性胸部大動脈解離
- ほとんどの患者が50〜70歳．
- 危険因子には，高血圧，マルファン症候群，大動脈二尖弁，妊娠などがある．
- スタンフォードA型では，上行性の解離が上行大動脈から弓部に及ぶが，B型では及ばない．
- 左右の上肢間に血圧差や，脈拍の消失がみられる．
- リスクのある患者では，突然発症する肩甲骨間に放散する胸痛がみられる．
- 心電図は，大動脈起始部の解離に伴う冠動脈の血流障害がないかぎり，印象的な心電図変化はない．
- 解離による疼痛は急激（1分以内にピーク）に進行する！（虚血性心疾患の疼痛は数分かけて最大になる）

③ 肺塞栓
- 不動状態，骨盤部の外傷や手術後などにみられることが多い．
- 突然発症する呼吸困難と不安，胸膜性胸痛（伴う場合と伴わない場合がある），血痰を伴う咳嗽などが特徴である．
- 頻脈，頻呼吸がよくみられる．
- 約半数の患者に下肢の深部静脈血栓症（deep vein thrombosis: DVT）を認める．
- 特徴的な症状や所見がなく，疑う目がなければ見抜けない！ リスクがど

の程度あるかをアセスメントする！

④ **緊張性気胸**
- 気胸の一種であり，患側の胸腔内圧が異常に上昇している状態．
- 患側肺虚脱，健側への縦隔偏位，静脈還流障害による心拍出量の低下などをきたしている状態．
- 強い呼吸困難に加え，患側の胸郭運動障害や呼吸音の消失，打診上の鼓音，頸静脈怒張などの身体所見が特徴．
- 気胸を発症する背景として，若年やせ型男性，肺気腫，外傷がある．
- 20歳代の患者が，突然の胸痛や背部痛が出現した場合，最も頻度が高いのは気胸である．
- 自然気胸の場合，多くは患側の肩痛を訴えるのが特徴である．
- 緊張性気胸は一刻を争う緊急性の高い病態！ 特徴的な身体所見を見逃さない！

⑤ **突発性食道破裂（ブールハーベ症候群）**
- 食道内圧の急激な上昇により正常の食道が破裂する．
- 飲酒後の嘔吐が原因の75％を占め，大量および急速な食物摂取歴が原因となる．
- 嘔吐後の突然の胸部あるいは腹部痛，嚥下痛，呼吸困難．
- 所見はショック，発熱，著明な全身毒性，縦隔気腫，皮下気腫，胸水貯留など．
- 食道内圧上昇のエピソードと嚥下や飲水による症状の悪化（恐水症）の有無を確認する！

胸痛においてよくある疾患（common disease）

- 肋軟骨炎
- 心臓神経症

❸ トリアージにおける臨床推論

■ 基本的情報と第一印象（general appearance）

> **パール**
>
> 胸痛患者は，視診（第一印象）から，ショック徴候の有無をまず確認！
> 典型的な killer chest pain を絶対に見逃さない！

　胸部不快感に加え，顔面蒼白，手足の冷汗，チアノーゼ，突然の発症などの症状・所見を呈する場合は，緊急性の高い疾患が隠れている可能性が高い．

　年齢が 30 歳未満であれば，冠状動脈疾患である感度は 0～1% であるため，患者が 20 歳代で，川崎病などの既往歴がないのであれば，ACS を仮説として考える必要は少ない．ただし，若年者であってもマルファン様体型（長身やせ型，四肢や指が細くて長い）であれば急性胸部大動脈解離を，また，最近の大手術，大きな外傷，不動などのエピソードがあれば肺塞栓も考慮する必要がある．

　「胸痛」は「腹痛」「頭痛」とは異なり，ごくありふれた症状ではない．そのため，胸痛の患者を見れば，仮説として常に致死的胸痛疾患を想起し，その仮説を検証していくように問診，身体診察を進めていく必要がある．

メモ

2 問診

SAMPLERに沿って，院内トリアージにおける臨床推論を展開し，仮説の形成と検証に必要な事項について病歴聴取を行う．

① S（Symptoms）：LQQTSFA

S（Symptoms）の聴取は，LQQTSFAに沿って系統的に疼痛の性状について聴取する．

- L（location）：部位

> **パール**
>
> 左右の腕に放散する疼痛がある場合，心筋梗塞の可能性を高める．
> 肩甲間や背下部に放散する疼痛がある場合，
> 裂ける，または破れるような感じと表現される痛み，移動性の痛みは，
> 急性胸部大動脈解離の可能性を高める．

　胸痛を発生させる臓器や理由はさまざまである（**表1**）．ACSの疼痛部位は，下顎から下，臍から上にかけての正中部の漠然とした広がりをもった不快感，灼熱感，圧迫感，絞扼感として表現されることが多い（**図2**）．注目すべきは，放散痛で，両腕，左腕，右肩への放散痛を認める場合，心筋梗塞の可能性を高め，特に両腕への放散痛は有意に可能性を高める（**表2**）．

　急性胸部大動脈解離の疼痛部位は前胸部が最も多く〔感度57%〕，後方胸部〔感度32%〕，背部〔感度32%〕，腹部〔感度23%〕であることもある．解離方向に沿って肩甲間や背下部への放散痛が認められる．裂けるまたは破れるような感じと表現される痛みは，胸部大動脈解離の可能性を高める〔陽性尤度比（LR）1.2〜11〕．移動性の痛みも胸部大動脈解離の可能性を高める〔LR 1.1〜7.6〕．

　Common diseaseである心臓神経症は前胸部，心窩部に痛みを感じ，肋間神経痛では肋骨に沿った痛みを感じることが多い．若年者の胸痛の原因として頻度の高い気胸は，罹患側の肩痛を訴えることが多いのが特徴である．

表1 胸痛[2]

	血管 (vascular)	炎症 (inflammatory)	腫瘍 (neoplasm)	変性/欠乏 (degenerative/ deficiency)	
皮膚		・帯状疱疹			
筋肉		・流行性胸膜痛 ・旋毛虫症 ・横隔膜下腫瘍			
肋骨と 軟骨		・骨髄炎 ・Tietze症候群	・転移性がん ・多発性骨髄腫 ・サルコイドーシス	・変形性骨炎	
胸膜		・胸膜炎 ・結核 ・真菌 ・膿胸	・転移性がん ・中皮腫		
肺		・肺炎	・がん（原発性もし くは転移性）		
心膜		・ウイルス性心膜炎 ・リウマチ熱結核			
心筋		・心筋炎			
大動脈		・大動脈炎		・中膜壊死	
食道		・潰瘍性食道炎	・食道がん		
縦隔		・縦隔炎	・類皮嚢胞 ・Hodgkinリンパ腫		
胸椎		・骨髄炎 ・Pott病	・転移性がん	・骨粗鬆症 ・変形性関節症	
脊髄		・梅毒 ・結核 ・神経痛	・腫瘍		

図2 胸痛部位と疾患[1]

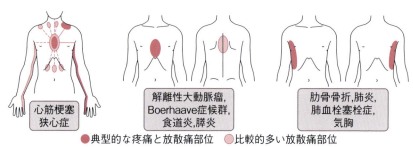

心筋梗塞
狭心症

解離性大動脈瘤,
Boerhaave症候群,
食道炎,膵炎

肋骨骨折,肺炎,
肺血栓塞栓症,
気胸

● 典型的な疼痛と放散痛部位　　● 比較的多い放散痛部位

中毒/突発性 (intoxication/ idiopathic)	先天性 (congenital)	アレルギー性/ 自己免疫性 (allergic/ autoimmune)	外傷 (trauma)	内分泌 (endocrine)
・肋間神経痛		・皮膚筋炎	・挫傷 ・咳嗽誘発性筋肉内出血	
			・骨折 ・挫傷	・嚢胞性線維性骨炎
・気胸		・気胸		
・尿毒症				
		・心筋梗塞後症候群	・交連切開術後症候群 ・挫傷	
			・大動脈破裂	
・アルカリ液によるびらん	・憩室 ・食道裂孔ヘルニア		・食道破裂	
				・胸膜下甲状腺炎
		・脊椎関節炎	・骨折 ・椎間板ヘルニア	・骨粗鬆症 ・骨軟化症
		・横断性脊髄炎	・脊髄内出血	

表2 急性胸痛で受診した患者の心筋梗塞の可能性を高める放散痛

胸痛の放散	陽性尤度比（LR）
両腕の痛み	9.7
左腕の痛み	2.2
右肩の痛み	2.9

● Q (quality/quantify):性状・程度

> パール
>
> 指で示すような局在性の疼痛であればACSの可能性は低い．
> 破れるような，裂けるような疼痛，移動する疼痛であれば，
> 急性胸部大動脈解離の可能性が高くなる．

『内臓痛か？ 体性痛か？』

　ACSによる胸痛は，内臓痛の性質をもち，部位を特定することがむずかしく，漠然とした疼痛範囲を示すことが多い．部位が特定できない疼痛であるため，絞扼感や重苦しい感じと表現されることが多く，このような訴えの場合，ACSによる胸痛である可能性を高くする．逆に，局在性がはっきりしている痛みや，鋭いまたは刺されるような疼痛と述べられた疼痛は，心筋梗塞の可能性を低下させる〔LR＋0.3〕（図3）．

　急性胸部大動脈解離による胸痛は，突然発症する，裂けるような，破れるような重度の胸痛と訴える場合が多い〔特異度95％, LR＋1.2〜11〕．また，疼痛部位が（胸から腰へ）移動することがある〔感度31％, LR＋1.1〜7.6〕のも特徴である．

　肺塞栓による胸痛は，肺動脈の上昇による壁進展による内臓痛であり，胸膜性の胸痛（呼吸性変化のある胸痛）〔感度40〜48％〕を示す場合が多い．胸痛よりも酸素化障害による呼吸困難〔感度61〜83％〕が症状の主体となることも多く，肺塞栓であることを予測することは容易ではない．

図3　ACSの示され方（A：握りこぶし，B：手のひら，C：腕をつかむ，D：指でさす）
※AからCの順番でACSの確からしさが上がる．Dは逆にACSの確からしさはほとんど0（ゼロ）に下げる所見として知られている．

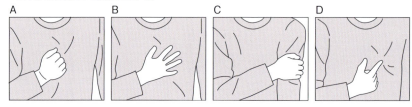

- T(timing)：オンセットと経過

> **パール**
>
> 発生様式が重要！！
> 急性発症であれば，仮説として致死的胸痛疾患を想起する！
> 安静時発症で 15 分以上持続する胸痛は ACS の可能性が高くなる．

『急性発症か否か？』

　まず，どのように発症したかを確認する．発症が急激か，発症が穏やかであるかを問診によって把握する．

　急性発症の場合，ACS，大動脈解離，肺塞栓，自然気胸，突発性食道破裂などを仮説として考える必要がある．特に大動脈解離は瞬間的な発症で，発症時に疼痛のピークとなることが多い〔突然の発症：感度84％〕．一方，急性心筋梗塞は，疼痛のピークまでに若干の時間（数分程度）を要することが多い．嘔吐後に突発する胸背部の激痛であれば，突発性食道破裂を疑う必要がある．

　慢性発症の場合は，緊急度の低い疾患である可能性が高くなり，致死的胸痛疾患の可能性は低くなる．

　冠動脈疾患における典型的狭心痛は，①運動負荷によって悪化し，②安静またはニトログリセリン内服によって改善され，③持続時間10分以内とされている〔冠動脈疾患に対する典型的狭心痛：LR＋5.8〕．

　しかし，不安定狭心症では胸痛は5〜15分（30分以内に消失）のことが多く，安静時や軽労作でも胸痛が出現する．急性心筋梗塞では，胸痛が1時間を超すような長時間に及ぶこともある．

　1時間以上持続する胸痛で，急性心筋梗塞や急性胸部大動脈解離が否定的な場合，食道疾患や筋骨格疾患，肺疾患，心臓神経症，帯状疱疹などの可能性を考える．

- S（setting）: 発症の状況

> **パール**
>
> **安静時の急性発症は ACS を疑う！**

　安静時の発症か，労作時の発症かを確認し，労作時発症の場合，安静によって症状が改善したかを確認する．安静時の急性発症の場合，ACS の可能性が高くなり，緊急性が高い可能性がある．

メモ

- F（factor）：増悪・寛解因子

> **パール**
>
> 呼吸や体位による疼痛の増悪・寛解があれば，致死的胸部疾患の可能性が低下する！

『呼吸による疼痛変化はあるか？』

　呼吸によって胸痛が変化するかを確認する．呼吸による変化がある胸痛は心筋梗塞の可能性を低下させる〔LR＋0.2〕（**表3**）．呼吸性変動のある疼痛は胸膜性疼痛ともいわれ，心筋梗塞である可能性を低下させる特徴がある．ただし，肺塞栓の場合は，胸膜性の胸痛（呼吸性変化のある胸痛）を訴えることがある（40〜48％）ので，注意が必要である．トリアージの場面においては，深呼吸による疼痛変化を確認するとよい．

『体位による疼痛変化はあるか？』

　つぎに，体位によっても変化するかを確認する．体位による変化がある胸痛は心筋梗塞の可能性を低下させる〔LR＋0.3〕（**表3**）．体位によって痛みが増す疾患に，胃食道逆流症（GERD）などがある（臥位によって胃酸が食道に逆流することにより疼痛が増悪）．体幹の回旋によって誘発される場合は，筋骨格系の胸痛の可能性が高くなり，致死的胸痛疾患の可能性を低下させる．

『触診による疼痛変化があるか？』

　疼痛部位の圧迫によって胸痛が再現されるかを確認する．圧痛を認める場合は，心筋梗塞の可能性を低下させる〔LR＋0.3〕（**表3**）．圧痛を認める場合は筋骨格系の胸痛の可能性が高くなる．

『そのほか』
食道破裂や穿孔
　ニトログリセリンの内服による胸痛の変化は，心筋梗塞の可能性を識別しないといわれている．ただし，ニトログリセリンの内服によって胸痛が軽快

した場合は，狭心症（痛）の可能性を高め，胸痛が変化しない場合は，心筋梗塞による疼痛または非心臓性疼痛の可能性が高まる．よって，ニトログリセリンの内服の有無，内服による反応を確認するとよい．

表3　急性胸痛で受診した患者において心筋梗塞の可能性を低くする臨床的特徴

臨床的特徴	陽性尤度比（LR＋）
呼吸性疼痛	0.2
鋭いまたは刺すような痛み	0.3
体位による胸痛	0.3
触診で再現される胸痛	0.2〜0.4

メモ

● A（associated symptoms）：随伴症状

> **パール**
> 嘔気・嘔吐や徐脈，低血圧をともなう場合は，急性下壁梗塞の可能性が高くなる．
> 脈拍の消失や神経障害，左右上肢の 20mmHg 以上の血圧較差を認める場合は，急性胸部大動脈解離の可能性が高くなる．

　急性心筋梗塞は，嘔気または嘔吐〔LR ＋ 1.9〕や発汗〔LR ＋ 2.0〕を認めることがあり，求心性迷走神経線維が心臓の下壁に位置していることから，下壁梗塞の場合は嘔気・嘔吐などの消化器症状や，徐脈，低血圧を呈することがある．

　急性胸部大動脈解離の場合は，約半数に収縮期血圧の高値を認める．脈拍の消失〔感度 31％，LR ＋ 5.7〕や局所的神経学的障害〔感度 17％，LR ＋ 6.6 〜 33〕を認めれば，大幅に急性胸部大動脈解離の可能性を高める．両上肢間で 20mmHg の血圧較差が存在すれば有意に可能性を高める．総頸動脈への解離の進展による脳虚血による失神を呈することもある．

　肺塞栓の随伴症状には，咳嗽，失神，血痰などがみられることがあり，深部静脈血栓症の徴候として脹脛（ふくらはぎ）の腫脹や圧痛などを認めれば可能性が高くなる．

メモ

② AMPLER による病歴聴取

> **パール**
> ACS，急性胸部大動脈解離，肺塞栓の危険因子の有無を確認する．

　AMPLER のうち，仮説検証のために必要な病歴聴取を行う．

● M（medication）：服用薬
　降圧薬やニトログリセリンの使用歴を聴取する．経口避妊薬は肺塞栓の危険因子であるため使用歴を確認しておく．

● P（past medical history）：既往歴
　ACS の危険因子には，高血圧，喫煙，肥満，高コレステロール血症，糖尿，心血管疾患の家族歴などがある（危険因子に関する診断的価値を支持するエビデンスはない）．危険因子があれば，ACS の可能性は高くなるため，それらについて必ず聴取する．
　急性胸部大動脈解離の代表的な危険因子には，高血圧（LR＋1.6），マルファン症候群などがあるので，その情報について確認しておく．肺塞栓の危険因子は，最近の手術，外傷，不動（入院または介護施設），悪性腫瘍の治療の経験などがあるため，その情報について確認しておく（表4）．以上の 7 項目のうち，該当項目の合計スコアを用いて肺塞栓の可能性を予測する．
　低確率：0 〜 1 点〔LR＋0.2〕　高確率：7 点以上〔LR＋5.0〕

表 4　Wells スコアシステム（肺塞栓の検査前確率を評価する）

所見	点数
下肢深部静脈血栓の臨床徴候／症状（下肢腫脹と下肢深部静脈触診時の痛み）	3.0
肺塞栓と同等以上の可能性を有する代替診断がない	3.0
心拍数＞100/分	1.5
過去 4 週間以内の不動または手術	1.5
深部静脈血栓症または肺塞栓の既往歴	1.5
血痰	1.0
過去 6 ヵ月以内に治療された活動性の悪性腫瘍	1.0

3 身体診察

① バイタルサイン

> **パール**
>
> バイタルサインにも killer chest pain の存在を示すヒントがある！（表5）
> 血　圧：収縮期血圧の低下，左右上肢の格差の有無を確認する．
> 脈　拍：徐脈や脈拍の欠損の有無を確認する．
> 　　　　頻脈に加え，頻呼吸，SpO_2 低下が揃えば，
> 　　　　肺塞栓の存在を疑う．
> 心電図：新たな ST-T 変化や異常 Q 波，伝導障害の有無を確認する．

- 血圧

収縮期血圧＜100mmHg である場合，急性心筋梗塞の可能性が高くなる〔心筋梗塞：LR＋3.6〕．また，急性胸部大動脈解離は約半数に収縮期血圧の上昇をきたすといわれているが，収縮期血圧≦100mmHg の場合，スタンフォード A 型解離の可能性が高くなる〔LR＋5.0〕．急性胸部大動脈解離による急性心タンポナーデの症状として低血圧を呈することもある．

聴取可能であれば，患者に普段の血圧値を確認し，それを目安に血圧が上昇または低下していないかを確認することも重要である．

胸背部痛を訴える患者については，両上肢の血圧測定を行う．両上肢の収縮期血圧の格差は平均して，6〜10mmHg であるが，20mmHg 以上のことは稀であり，一般的に上肢の血圧低下を発生させる鎖骨下動脈の血流障害を示唆している．20mmHg 以上の左右上肢の血圧較差を認める場合は，急性胸部大動脈解離の可能性が高くなる．

表5　Killer chest pain のバイタルサイン変化

ACS	大動脈解離	肺塞栓	緊張性気胸
徐脈（右冠動脈）	血圧上昇	血圧低下	呼吸数増加
SpO_2（Killip Ⅱ, Ⅲ）	血圧の左右差	頻脈	SpO_2 低下
ショック（Killip Ⅳ）	脈拍の欠落	呼吸数増加	
		SpO_2 低下	

● 脈拍数

脈拍数と,その規則性を測定する.徐脈(HR < 60/分)を認めれば,下壁梗塞の可能性が高くなる.脈拍の欠損を認めれば,大動脈解離の可能性は高くなる〔感度12 〜 49%,特異度82 〜 99%,LR + 6.0〕.

頻脈(> 100/分)は肺塞栓の重要な徴候の1つである.頻脈に加えてSpO_2の低下,呼吸困難があれば肺塞栓を疑う.

● 心電図

胸痛で受診した患者において,心電図上の変化を認めた場合,心筋梗塞の可能性を高める(**表6**).また,スタンフォードA型胸部大動脈解離も非特異的なSTやT波の変化があれば可能性が高まる〔感度43%〕.

また,受診歴がある場合は,前回心電図と比較することで新たな心電図上の変化の有無を確認する.

表6 急性胸痛で受診した患者において心筋梗塞の可能性を高める心電図上の特徴

心電図上の特徴低下	LR +
新たなST上昇≧1mm	5.7 〜 54
何らかのST上昇	11
新たなST低下	3.0 〜 5.2
何らかのST低下	3.2
新たな伝導障害	6.3
何らかの伝導障害	2.7
新たなQ波	5.3 〜 25
何らかのQ波	3.9
新たなT波陰転化	2.4 〜 2.8
T波増高または陰転化≧1mm	3.1

② フィジカルアセスメント

> **パール**
> 発汗（ACS），神経脱落症状・脈拍の欠損（急性胸部大動脈解離），
> ふくらはぎの腫脹・疼痛を見逃さない．

- 視診
  - ACS
    蒼白，発汗〔LR＋2.0〕，嘔吐〔LR＋3.5〕

  - 急性胸部大動脈解離
    新たな局所的神経学的障害〔感度17％，LR＋6.6〜33.0〕，
    失神（胸痛後），左片麻痺など＝大動脈弓部解離，
    対麻痺＝脊髄動脈解離，
    頸静脈怒張＝急性心タンポナーデ，
    マルファン様体型（長身やせ型，四肢や指が細くて長い）

  - 肺塞栓
    失神〔LR＋2.0〕
    起坐呼吸〔LR＋＝0.1〕＝※肺塞栓の可能性を低下させる
    片側性のふくらはぎの疼痛または腫脹〔LR＋2.3〕＝下肢深部静脈血栓

  - 緊張性気胸
    頸静脈怒張，胸郭運動左右差

- 聴診
  - ACS：肺クラックル〔LR＋2.1〕＝肺水腫
  - 急性胸部大動脈解離：拡張期雑音〔LR＋1.4〕＝大動脈弁閉鎖不全
    　　　　　　　　　　心音減弱＝急性心タンポナーデ
  - 緊張性気胸
    罹患側呼吸音減弱

・肺塞栓
  喘鳴があれば否定的〔LR＋0.2〕

● 触診
  ・急性胸部大動脈解離
  脈拍の欠損〔感度 12 〜 49％，特異度 82 〜 99％，LR＋6.0〕
  足背動脈の脈拍触知不可＝下肢虚血
  ・緊張性気胸
  胸部の皮下気腫
  ・食道破裂
  胸骨上縁の皮下気腫

引用・参考文献
1) 福井次矢，奈良信雄編．内科診断学．東京：医学書院；2016
2) Collins RD 著．金城紀与史，金城光代，尾原晴雄，他訳．コリンズの VINDICATE 鑑別診断法．東京：メディカル・サイエンス・インターナショナル；2014
3) Simel DL，Rennie D 編，竹本　毅訳．JAMA 版 論理的診察の技術〜エビデンスに基づく診断のノウハウ．東京：日経 BP 社；2010
4) 柴田寿彦翻．マクギーの身体診断学 原著第 2 版．東京：診断と治療社；2012

3 腹痛　急性腹症の可能性を見極め，それが疑われれば待たせてはならない！

❶ 腹痛へのトリアージのアウトカム

　「腹痛」は院内トリアージの現場で最も遭遇することの多い主訴の１つであり，トリアージナースが遭遇する機会も多い．

　消化管は，腹部を端から端まで巡っている唯一の臓器であり，この長い「管」に全体的あるいは部分的に何かしらの炎症を起こせば，腹部全体の痛みを引き起こす．そのため，腹痛をきたす臓器や疾患は多岐にわたる．

　「胸痛」を経験したことのある患者は極めて少ないが，ほとんどの患者が「腹痛」を経験した過去をもつ．そのため，患者自身が過去の経験をもとに症状を明確に表現できることが多い．つまり，適切な問診によって腹痛の様態を見極めることができる．そこに，解剖学的アプローチを中心としたフィジカルアセスメントを加味して，腹痛の原因となる疾患を想起し，その緊急性を見極めていく．

　「腹痛」を主訴とする患者の疾患は多岐にわたるが，院内トリアージで重要なことは「見逃すと生命を脅かす疾患・緊急の処置が必要な疾患＝**急性腹症**」を絶対に見逃さないことである．「急性腹症」とは，１週間以内の発症で，手術などの迅速な対応が必要な腹部（胸部なども含む）疾患である．

　急性の腹痛を訴える場合，最も頻度の高い原因は，機能的消化管疾患などの非特異的な（緊急性の低い）疾患である．しかし，「急性腹症」とされる疾患は多岐にわたり，それらに遭遇する機会は決してレアなケースではないことは，トリアージナースであれば誰もが経験することであろう．よって，腹痛を訴える患者のトリアージは，急性腹症の可能性の有無を軸として診断推論を展開し，緊急性を見極めていく（**図1**）．

腹痛において見逃してはならない疾患（critical disease）

- 破裂性腹部大動脈瘤
- 消化管穿孔
- 急性腸間膜（腸管）虚血
  〔上腸間膜動脈(superior mesenteric artery: SMA)塞栓症・非閉塞性腸管虚血(nonocclusive mesenteric ischemia: NOMI)〕
- 破裂性子宮外妊娠
- 急性閉塞性化膿性胆管炎(acute obstructive supprative cholangitis: AOSC)
- 急性虫垂炎
- 絞扼性腸閉塞

急性腹症

図1 疾患頻度と臨床的重要度

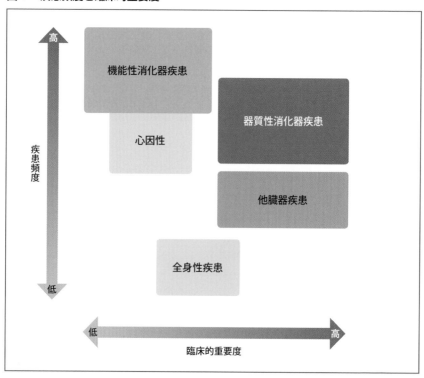

❷ 見逃してはならない疾患の特徴

① 破裂性腹部大動脈瘤
- 腹痛を主訴とする疾患全体の約1%程度の頻度である．
- 未破裂の間はほとんどが無症状だが，たびたび破裂より先に腹痛を認める．
- 直径が動脈瘤破裂の最も重要な予測因子（手術適応は通常5cm以上）．
- 破裂すれば強い自発痛を認め，腹膜刺激症状は通常ない．
- 「突然発症（sudden onset）の下腹部痛（腰背部痛）」「ショック」「拍動性腫瘤」が代表的な3徴候（classic triad）である．
- ==3徴候のうち2つが揃えば真っ先に疑う！初期診断，早期手術が極めて重要である！==

② 消化管穿孔
- **上部消化管穿孔**
- 若年者から壮年者に多い．
- 発症直後から突然発症の強い痛みを呈し，痛みが持続する．
- 発症後，早期に敗血症に至ることはない．
- 十二指腸潰瘍，胃潰瘍，胃癌が主な原因疾患であるが，十二指腸球部前壁の穿孔が多い．
- 痛みが上腹部から全体へ広がり，やがて「板状硬」をきたす．
- **下部消化管穿孔**
- 下部消化管は高齢者に多い．
- 突然発症の強い痛みを呈し，痛みが持続する（sudden onset & continuous pain）．
- 下部消化管穿孔は汎発性腹膜炎早期に敗血症に移行し重症化する．
- 原因疾患は多岐にわたるが，好発部位はS状結腸である．
- 筋性防御も認めることが多いが，腹部全体の反跳痛が目立つ．
- ==Sudden onsetの持続する疼痛であり，腹膜刺激症状をともなう！==

③ 急性腸間膜虚血
- 最も多い原因は塞栓症であり，心原性の血栓によるものが多い．
- 非閉塞性腸管虚血（nonocclusive mesenteric ischemia: NOMI）は透析患者などに多い．
- 突然発症（sudden onset）で強い腹部全体の疼痛が特徴．
- 身体所見に乏しく，放置すると疼痛は軽快する．
- 腸蠕動音に異常はなく，圧痛はほとんどないか，まったくない．
- 腹部全体（左側腹部〜下腹部を除く上腸間膜動脈の領域）の冷感が特異的所見である．
- 古典3徴（痛みのわりに身体所見が乏しい，嘔吐や下痢，心房細動や最近の心筋梗塞）は急性腸間膜動脈閉塞の80％に認める．
- **Sudden onsetの強い疼痛のわりに腹部所見（腹膜刺激症状）に乏しいときは疑え！**

④ 破裂性子宮外妊娠
- 3大大量腹腔内出血をきたす疾患の1つである（肝細胞癌，腹腔動脈瘤，卵管妊娠）．
- 最後の月経から6〜8週間後に起こることが最も多い．
- すべての子宮外妊娠が破裂するわけではないが，破裂すると大量腹腔内出血をきたす．
- 無月経，性器出血，下腹部痛が特徴的な症状である．
- 突然発症の強い痛みを呈し，痛みが持続する（sudden onset & continuous pain）．
- 通常，消化器症状は伴わない．
- 左右差のある圧痛と広い範囲の反跳痛を認める．
- **女性のsudden onsetの下腹部痛は常に念頭に置いて対応する！**

⑤ 急性閉塞性化膿性胆管炎（AOSC）

- 多くは総胆管結石が十二指腸乳頭部に嵌頓することで起こる．
- シャルコーの3徴（charcot triad）と呼ばれる「右季肋部痛」，「発熱」，「黄疸」は50〜75％の患者にみられる．
- 腹痛出現率は70％程度で，心窩部違和感や胸部不快感のみしか呈さないこともある．
- 発熱は90％でみられ高熱を呈することが多く，発熱を主訴に来院することもある．
- 重症化すると敗血症をきたす．
- **胆管炎による敗血症性ショックは急激に進行することがあり，危険である！**

⑥ 急性虫垂炎

- 若年者に多いが高齢者まで全年齢に起こり得る．高齢者は穿孔のリスクが高い．
- 心窩部や臍周囲のびまん性の疼痛から始まり，やがて右下腹部に痛みが限局する（特異度82％）．
- 痛みが嘔気・嘔吐に先行する．
- 腹膜刺激症状が特徴であり，打診痛〔LR + 2.9〕，反跳痛〔LR + 2.0〕などを確認する．
- **腹部緊急手術の30〜50％が虫垂炎であり，見逃してはならない！**

⑦ 絞扼性腸閉塞

- 疼痛が持続するため，間欠的な（痛みが消失することがある）疼痛の場合は否定的（癒着性腸閉塞などは，腸蠕動がおさまっているときは疼痛が消失する）．
- 腸管の虚血によって，腹膜刺激症状を伴うことがある．
- 突然の激しい嘔吐を繰り返す（腸閉塞について，嘔吐は70〜80％にみられる）．
- 嘔吐やドレナージによっても疼痛が軽快しない．
- 見逃すと腸管壊死を引き起こし，広範囲の壊死が起これば致死的である．
- **腹膜刺激症状をともなう持続性の疼痛とともに，腹部膨満や激しい嘔吐を認めればまず疑う！**

❸ トリアージにおける臨床推論

1 基本的情報と第一印象（general appearance）

> **パール**
>
> 虫垂炎は若年者であるほど頻度が高く，腸閉塞は高齢者であるほど頻度が高い．
> 緊急性の高い体性痛（腹膜炎）がある患者は，体動を抑制し，歩行時はそろそろと歩行する．

　ほかの症候と同様に，ショックの徴候である蒼白などの観察が重要であることに変わりはないが，それに加え，黄疸や腹部膨満といった appearance も見逃さないようにする．年代別頻度については，若年者であるほど機能性消化器疾患である腸管感染症の頻度が高く，また虫垂炎の頻度が高いのが特徴である．高齢者であるほど腸閉塞の頻度が高く，また原因も多岐にわたる．性別においては，妊娠可能な年代の女性は生殖器に由来する疼痛の頻度が高いため，女性の下腹部痛については，生殖器に関連する疾患・病態を常に念頭に置く．60歳以上の女性になると生殖器由来の疼痛は稀である（**表1，表2**）．

　また，患者の姿勢も観察する．疼痛があれば，通常は痛みを和らげるために疼痛部位に手を当て，体を曲げていることが多い．汎発性腹膜炎では，振動によって疼痛が増悪するため，じっとして体動を嫌がり，膝を引き寄せるように前かがみになっていることが多い．腹膜刺激症状がある場合には，歩行による振動で痛みが増悪するために前屈みでゆっくりと歩行することが多い．

　内臓痛では，患者は痛みを和らげるため，そわそわしたりと落ち着きがないことが多い．急性膵炎では，臥位によって疼痛が増悪するため，坐位を好む．腸閉塞や尿管結石などの激しい疝痛では苦悶様でじっとしていないことが多い．

表1　DPCデータからみた急性腹症の年代別頻度（%）：男性

	20歳未満	20〜39歳	40〜59歳	60〜79歳	80歳以上
腸管感染症	26.4	18.2	10.9	5.7	6.1
急性虫垂炎	29.6	16.4	7.0	3.6	1.5
腸閉塞	7.9	5.9	6.8	11.6	13.1
腹膜炎	4.5	7.3	6.7	5.9	6.4
胆石症	0.2	2.9	6.1	9	8.7
憩室炎	0.9	4.4	6.1	3.5	2.8
胃潰瘍	0.9	4.7	5.7	3.2	3.1
尿管結石	0.6	4.7	4.3	2.5	0.3

表2　DPCデータからみた急性腹症の年代別頻度（%）：女性

	20歳未満	20〜39歳	40〜59歳	60〜79歳	80歳以上
腸管感染症	25	13.7	10.2	6.8	7.1
腸閉塞	4.9	4.6	8.5	11.3	13
子宮／卵巣の腫瘍	3.6	7.8	5.9	1.6	1.1
急性虫垂炎	24.8	11	6.2	3.9	1.9
子宮／卵巣の炎症	3.0	8.4	4.4	0.3	0.1
腹膜炎	3.4	5.2	5.7	5.8	5.8
子宮／卵巣の非炎症性疾患	2.9	5.9	1.3	0.1	0.1
妊娠関連疾患	1.5	6.3	0.2	0	0
胆石症	0.1	1.8	5.0	7.3	6.7

2 問診

① S（Symptoms）：LQQTSFA

S（symptoms）の聴取は，LQQTSFA に沿って行う．

● **L（location）：部位**

> **パール**
>
> **腹痛は解剖学的なアプローチが重要！疼痛部位を見極める！**
> **解剖学的に見落としやすいものとして，心筋梗塞と虫垂炎（初期）がある．**

　急性の腹痛は解剖学的アプローチが基本となる．ということは，腹痛の患者に対しては，問診だけでなく，疼痛部位を触診で同定することが重要である．そして，解剖学的に腹痛を認める部位の下にはどのような臓器があるかを思い浮かべながら，院内トリアージにおける診断推論を進めていく必要がある．**図2**に示したように，解剖学的アプローチといっても，疾患は多岐にわたるため，これらを院内トリアージの過程で判断する必要はない．おおまかに疼痛部位を分類し，代表的な疾患を想起しつつ（**表3**），急性腹症を除外する．解剖学的にミスマッチなものに，心筋梗塞と初期の虫垂炎がある．両者とも上腹部や心窩部痛を訴える．特に心筋梗塞に関しては絶対に見逃してはいけない疾患であるため，主訴が「腹痛」であっても上腹部痛の場合は，必ず除外しておく．

　原則，腹部正中から左右対称であるびまん性の疼痛であれば，管腔臓器の内圧上昇や，実質臓器の被膜の伸展などにより引き起こされる**内臓痛**であり，管腔臓器，実質臓器に病変があると考えられる（尿管，腎臓由来の内臓痛は左右に限局）．限局される疼痛は腹膜炎など化学的刺激による**体性痛**であり，腹膜炎や壁側腹膜の刺激症状を意味する．虫垂炎における右下腹部の圧痛は感度 94〜97％，LR − 0.1 であり，右下腹部圧痛がないことは虫垂炎を否定する根拠となる．腹部大動脈瘤破裂，急性腸間膜（腸管）虚血や腸閉塞などは腹部全般の疼痛を訴える．

図2 腹痛に対する解剖学的アプローチ

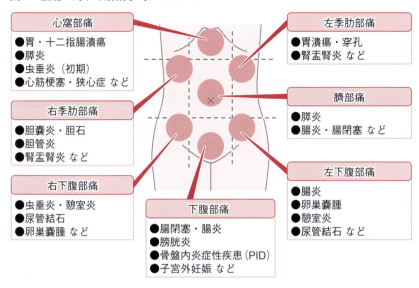

心窩部痛
- 胃・十二指腸潰瘍
- 膵炎
- 虫垂炎（初期）
- 心筋梗塞・狭心症 など

右季肋部痛
- 胆嚢炎・胆石
- 胆管炎
- 腎盂腎炎 など

右下腹部痛
- 虫垂炎・憩室炎
- 尿管結石
- 卵巣嚢腫 など

左季肋部痛
- 胃潰瘍・穿孔
- 腎盂腎炎 など

臍部痛
- 膵炎
- 腸炎・腸閉塞 など

左下腹部痛
- 腸炎
- 卵巣嚢腫
- 憩室炎
- 尿管結石 など

下腹部痛
- 腸閉塞・腸炎
- 膀胱炎
- 骨盤内炎症性疾患（PID）
- 子宮外妊娠 など

表3 疼痛部位と代表的な疾患

上腹部痛	上部消化管穿孔，急性膵炎，胆石疾患，虫垂炎，（心筋梗塞）
下腹部痛	虫垂炎，下部消化管穿孔，子宮外妊娠，卵巣嚢腫茎捻転
全般痛	腸閉塞，腸管虚血，腹部大動脈瘤破裂，糖尿病性ケトアシドーシス

メモ

- Q(quality /quantify):性状・程度

> **パール**
> 周期的・間欠的な疼痛であれば,超緊急疾患は否定的!
> 痛みの強さは疾患の重症度に比例する!

　周期的・間欠的なびまん性の,キリキリ,シクシクといった鈍痛は**内臓痛**(疝痛)であり,管腔臓器(胃腸,胆嚢管,胆管,膵管,尿管,子宮,卵管)の平滑筋の攣縮や臓側腹膜の急速な伸展・拡張による疼痛とされる.一方,持続性に同程度の痛み,あるいは持続しつつ増悪していく痛みで,刺すような鋭い疼痛は**体性痛**であり,壁側腹膜や腸間膜における局所の炎症を意味する(表4).通常,間欠的な疼痛は消化管(虫垂も含む)に病変があり,虚血や穿孔などの病変は存在しないことを意味する.つまり,<u>間欠的な疼痛であれば,非常に緊急性の高い疾患は否定的</u>となる.つまり,間欠痛と持続痛を鑑別するための問診が重要である.間欠痛とは疼痛を発症して以降,疼痛が明確に強くなったり,弱くなったりすることをいう.間欠痛の場合,腸管などに存在する平滑筋の収縮による疼痛であることが考えられる.

表4　腹痛の種類

内臓痛	・管腔臓器の壁や被膜などに分布する無髄神経による痛み ・漠然とした鈍い痛みで局在がはっきりしない ・主に腹部中心線に対称の痛み	例:虫垂炎初期の心窩部痛など
体性痛	・壁側腹膜などに分布する有髄神経の刺激による痛み ・鋭い痛みで局在が明確である	例:胆嚢炎による右上腹部痛など
関連痛	・同じ神経分節に属する内臓と皮膚の神経路に短絡が生じて起こる痛み ・さまざまな性状の痛みを呈し,痛みの部位が原因臓器から離れた場所に存在する	例:胆石発作による左肩痛,尿路結石による鼠径部痛など

間欠痛か否かを確認するための問診例を以下に示す．

【問診例】
（痛みが強い患者に対しては）
「痛みが始まってから，"痛みが今よりはっきりと楽なとき"が一度でもありましたか？」

（痛みが弱い患者に対しては）
「今よりはっきりと強い痛みのときがありましたか？」

　入院を要するような重症の疾患は持続的な疼痛を訴えることが多いが，腸閉塞は間欠的な疼痛を訴えることが多い．ただし，緊急性の高い絞扼性腸閉塞の場合は，血行障害をともなうため持続的な激しい疼痛を訴えることが多い．

　一般的に**疼痛の強度は疾患の重症度に比例**し，特に急性発症の疾患で顕著である．ただし，痛みの感じ方は主観的であり，年齢や健康状態などが痛みの訴えに影響を及ぼす．また，ステロイド内服中の患者は痛みがマスクされ，高齢者は痛みの訴えが軽いことが多い．このような患者には，「今回のような強い痛みは経験したことがありますか」というような質問により，過去に経験した痛みと比較させ，経験がないような痛みと答えた場合は緊急性が高いと判断する．

メモ

● T（timing）：オンセットと経過

> **パール**
>
> Sudden onset は超緊急！ Sudden onset と acute onset を見極める！
> 持続する激しい疼痛があれば，外科的疾患の可能性が高い！

　腹痛の患者に対する院内トリアージにおいて，最も重要な病歴聴取が"onset"の確認である．なぜなら，sudden onset は，破れる！裂ける！詰まる！といった「血管病変」や「消化管穿孔」を示唆する症状であり，超緊急の疾患が多く含まれるからである（**表5**）．

　Sudden onset の腹痛であれば消化管穿孔は当然考えるが，同時に解剖学的に急性心筋梗塞の除外（例：疼痛部位が下腹部などであれば除外）を意識する．そして，腹部大動脈瘤破裂，急性腸間膜（腸管）虚血，子宮外妊娠，卵巣腫瘍や精巣の捻転を考えていく．

　Sudden onset は"ある瞬間"を境に急激に痛みがピークとなり，acute onset は患者が「おかしい」と感じてから痛みのピークに達するまで数十分から数時間かかる．この違いを問診で確認することが重要である．

　また，**激しい痛みが持続する場合，外科的疾患で緊急手術の適応となる可能性**が高い．そのため，持続する激しい疼痛を訴える場合は，非常に緊急度が高いと判断しなければならない．

　また，発作性（途中に完全な無症状の期間をはさんで同様の症状を繰り返す）の疼痛の典型例は，いわゆる結石疾患であり，胆石・尿管結石などがある．

表5　腹痛の onset と消化器疾患

Sudden onset（突然発症）	ある一瞬を境に痛みがピークになるもの	消化管穿孔, 腹大動脈瘤破裂, 腸管虚血
Acute onset（急性発症）	数分から十数分かけて痛みがピークになるもの	急性膵炎，胆嚢炎
Gradually onset（緩徐発症）	数十分から数時間のうちに痛みが増強したもの	虫垂炎，憩室炎，小腸閉塞，腸炎

● S（setting）：発症の状況

> パール

空腹時の心窩部の疼痛・違和感や，腹痛での夜間覚醒は上部消化管潰瘍（穿孔）の特徴である！
排便時にいきんだ後，急激に発症する下腹部痛は下部消化管穿孔の可能性がある！

　上部消化管穿孔の典型的病歴として，発症数日〜数週間ほど前から空腹時の心窩部痛あるいは心窩部違和感が挙げられる．また，夜間睡眠時の空腹時に腹痛で目を覚ますといったこともある．
　高齢者や ADL（activities of daily living）低下が基礎状態にある患者の，排便時にいきんだ後に発症する下腹部痛は下部消化管穿孔による便性腹膜炎の代表である「宿便性穿孔」の典型的な病歴である．
　透析直後に発症した，sudden onset の疼痛は急性腸間膜虚血の可能性がある．

● F（factor）：寛解因子・増悪因子

> パール

腸閉塞が疑われる場合，嘔吐によって腹痛が軽快しなければ絞扼性腸閉塞を疑う！

　食事摂取や排便により軽快，増悪する疼痛は消化管に関連する疼痛であることが多い．十二指腸潰瘍は胃酸分泌が亢進する空腹時に疼痛が増悪し，食事摂取によって軽快するのが典型的な症状である．逆に胃潰瘍は食後に疼痛が発症・増悪することがあるのが特徴である．
　腸閉塞は，嘔吐による腹痛の軽減があれば，おおよそ腸閉塞と判断できる〔特異度93.7％，LR＋4.3〕．また，食事摂取による疼痛の増悪も，腸閉塞の可能性を高くする〔特異度94.0％，LR＋2.8〕．これらの場合，腸閉塞を疑うが，**絞扼性腸閉塞**の場合，嘔吐により軽快しないことが多い．

● A（associated symptoms）：随伴症状

> **パール**
>
> Sudden onset で激しい疼痛のわりに，お腹が柔らかい（腹膜刺激症状がない）場合は「血管病変」を考える！
> 下痢があれば，汎発性腹膜炎は否定的である！
> 急性腹痛に強い便意を伴う場合は重大な疾患の可能性がある！

　消化器に由来する疾患の場合，腹膜刺激症状がなければ緊急性の高い疾患は否定的だが，sudden onset の激しい疼痛の場合で，痛みの強さのわりに，腹膜刺激症状などの所見が乏しい場合は，血管病変が考えられ，緊急性が高いと判断しなければならない．つまり，激しい疼痛を訴える患者の腹部を触診した際に，板状硬，筋性防御などがなく，「柔らかい」と感じた場合は血管病変を疑うきっかけにする．

　典型例として腹部大動脈瘤破裂や腸間膜動脈閉塞などが挙げられる．とくに早期にはバイタルサインに異常をきたしにくい腸間膜動脈閉塞は見逃しやすいため，疑いを持てば緊急性が高いと判断し，迅速に医師による画像診断へとつながるように調整しなければならない．

　また，緊急性の高い卵巣腫瘍茎捻転や精巣捻転でも腹膜刺激症状は認めないので要注意である．

　下痢の存在は，腸管粘膜側に病変があり，かつ消化管蠕動が低下していないことを意味し，腹痛と下痢は腸炎の典型的症状である．汎発性腹膜炎の場合，腸管は麻痺状態となり腸蠕動が低下するため，下痢があるということは汎発性腹膜炎を否定できる．ただし，限局的な腹膜炎では腸蠕動を認めることが多い．

　急性の腹痛に加え強い便意を訴える場合は，大動脈瘤破裂，破裂性子宮外妊娠などによる腹腔内出血の可能性がある．この便意は急激な侵襲による自律神経反応である．

　致死的な急性疾患は，交感神経と副交感神経の両方を活性化させる．この際に認められる副交感神経反応のひとつが便意であるため，急に起こった便意は killer disease のサインである．これはテネスムス症状（渋り腹）[※]に似ており，

強い便意があっても排便は少量の軟便程度である．テネスムス症状（渋り腹）は骨盤内の直腸の炎症を意味するが，破裂性子宮外妊娠のような骨盤内出血は，血液が直接直腸を刺激して便意を起こすこともある．

メモ

※テネスムス症状：裏急後重，渋り腹とも言われる．通常は便塊が直腸に進入することで，腸の内圧が高まり排便反射を起こすが，テネスムスは便塊による腸内圧の亢進が原因ではなく，直腸の炎症などが原因で排便反射を起こす．

② AMPLER による病歴聴取

> **パール**
>
> 内服歴は NSAIDs およびステロイド薬の投与について確認する！
> 既往歴では開腹手術歴，心血管疾患のリスク，心房細動の確認が重要！
> 尿管結石，胆嚢結石，胃・十二指腸潰瘍の既往を確認する！
> 虫垂炎は典型的病歴と一致するかを確認する！

● M（medication）：服用薬

　どのような薬剤であっても，急性腹症への影響は否定できないため，使用薬物についてはすべて明らかにしておく必要があるが，とくに NSAIDs とステロイド薬の内服は必ず確認しておく．

　NSAIDs（non-steroidal anti-inflammatory drug）内服により上部消化管の出血／穿孔リスクは 3.8 倍に上昇し，さらに高齢の男性でよりリスクが高くなる．また，ステロイド薬を内服している患者について，腸管穿孔を起こした場合の腹膜刺激症状が出現しにくく，疼痛などの症状も顕著に表れない．

● P（past medical history）：既往歴

　腹部手術歴がある場合，腸閉塞の確率が上がる〔LR ＋ 2.7〕．小さな開腹手術であっても，癒着性や絞扼性の腸閉塞の原因となり得る．腸閉塞の大半を占める小腸閉塞は，その 50 ～ 70％が癒着によるものである．正中での開腹術においては，70 ～ 100％に腸管癒着を生じ，腸閉塞の大きなリスクであるため，手術歴は必ず確認する．また，持続性の強い疼痛を訴える手術歴のない患者に，腸閉塞を疑う症状・所見があれば，外科的緊急疾患（絞扼性腸閉塞）の可能性が高い．

　また，心筋梗塞，うっ血性心不全，心房細動や人工透析の既往など，全身的な塞栓症の危険因子を持つ患者は急性腸間膜虚血を発症することが多い．

　急性腹症で見逃されやすい虫垂炎も切除後であれば確実に除外できるため，虫垂切除の既往は確認する．腹痛の患者においては，虫垂がある限りは虫垂炎の可能性を常に念頭に置く必要がある．尿管結石，胆嚢結石，胃・十二指腸潰瘍の既往がある場合は再発することが多いため，必ず確認する．

表6 虫垂炎を検出する所見

所見	感度（％）	特異度（％）	LR＋	LR－
発熱	47〜81	40〜70	1.5	0.6
右下腹部の強い圧痛	87〜99	8〜65	NS	0.2
McBurney点の圧痛	50〜94	75〜86	3.4	0.4

NS：not significant（有意差なし）.

- E（event）：病歴

　虫垂炎の典型的な病歴は，①食欲低下（虫垂炎患者の78〜86％），②心窩部／臍周囲のgradually onsetの間欠的な疼痛，③悪心・嘔吐（虫垂炎患者の70％程度），④右下腹部に疼痛が移動（虫垂炎患者の64％，特異度82％），⑤発熱（虫垂炎患者の70％程度）であり，これらの症状が半日〜2日くらいの期間で，この順番に出現する（**表6**）．特に腹痛と悪心・嘔吐の順番であり〔感度100％，特異度64％，LR＋2.8〕，逆であれば虫垂炎は否定的となる．

- R（risk factor）：リスク

　腹部大動脈瘤は高齢と喫煙歴が最大のリスクである．アルコール多飲歴（胆石症の既往）があれば急性膵炎も念頭におく．心房細動や人工透析は，急性腸間膜虚血の最大のリスクファクターである．

メモ

3 身体診察

① バイタルサイン

> **パール**
> 頻脈，低血圧，体温異常は重症度，予後と関連している．

「腹痛」を訴える患者に対しても，他の症候と同様に意識ABCの順に評価し，生理学的徴候の異常の有無を見極めることが原則である．頻脈や低血圧，体温異常は重症度，予後と関連しているため，急性腹症が疑われる場合は，必ずバイタルサインを確認する（**表7**）．

表7 バイタルサインの有用性

	感度（％）	特異度（％）	LR＋	LR －
敗血症性ショック死における心拍数95回以上	97	53	2.0	0.1
敗血症死亡における収縮期血圧90mmHg以下	13〜71	85〜91	4.9	NS
中等度急性失血における体位性の脈増加（30回以上）	7〜57	99		
高度急性失血における体位性の脈増加（30回以上）	98	99		
頻呼吸（＞20／分）と菌血症の可能性	65	30	NS	NS
発熱を伴う急性腹症患者と菌血症	2〜20	90〜100	1.7	NS
発熱を伴う急性腹症患者と腹膜炎（ほとんどが急性虫垂炎）	20〜96	11〜86	1.4	0.7

NS：not significant（有意差なし）

② フィジカルアセスメント

> **パール**
>
> 腹膜炎，腸閉塞の可能性をフィジカルアセスメントで評価する！
> 持続する激しい疼痛の患者に，腹膜刺激症状がなければ"血管病変"を疑う！
> 「板状硬」は，上部消化管穿孔のサイン！

急性腹症で最も頻度の高い疾患は，①炎症による腹膜炎(虫垂炎や胆囊炎)，②臓器穿孔による腹膜炎(胃・十二指腸潰瘍や大腸憩室)，③腸閉塞である．つまり，院内トリアージにおいても腹膜炎の症状・所見，腸閉塞の症状・所見を確認することが軸である．

また，急性腹症において緊急性の高い血管病変は身体所見に乏しいので，腹膜炎，腸閉塞の症状・所見を評価することで血管病変を否定することもできる（**表8，表9**）．

● 視診
- 視診によっても**腹部手術歴の有無**を確認しておく．腹部手術歴がある場合，腸閉塞の確率が上がる〔LR ＋ 2.7〕．虫垂炎や婦人科疾患による手術後に起こることが多く，小さな手術によっても癒着性の腸閉塞は起こり得る．
- **腸閉塞**に対して，「腹部膨満」は感度58 〜 67％，特異度89 〜 96％，LR ＋ 9.6，LR − 0.4 であり，腹部膨満があれば強く腸閉塞を疑うことができる．腸蠕動が腹壁上，視診で確認できれば，特異度99.7％，LR ＋ 18.8 であり，

表8　腸閉塞を検出するための身体所見

身体所見	感度（％）	特異度（％）	LR ＋	LR −
視覚的蠕動	6	99.7	18.8	NS
腹部膨満	58 〜 67	89 〜 96	9.6	0.4
腸蠕動音亢進	40 〜 42	89 〜 94	5	0.6
異常な蠕動音	63 〜 93	43 〜 88	3.2	0.4

NS：not significant（有意差なし）．

視診で腸蠕動を確認できれば,ほぼ腸閉塞である.

● 触診
- 腹膜炎を最も強く支持する所見は,筋強直〔LR ＝ 3.9〕である.筋強直のうち,「板状硬」と呼ばれる腹壁がカチカチになった状態は,その原因がほとんど上部消化管穿孔である.初めて腹部を触診する人でも迷わないような硬い腹壁(板状硬)を見つけたら,「上部消化管穿孔」を強く疑う.
- 筋強直に続いて,腹膜炎を支持する所見は,筋性防御〔LR ＝ 2.6〕,打診痛〔LR ＝ 2.4〕である.
- 腹膜炎を強く否定する所見は腹壁圧痛テスト陽性〔LR ＝ 0.1〕と咳嗽テスト陰性〔LR ＝ 0.4〕である.

表9 腹膜炎を検出する所見

身体所見	感度(%)	特異度(%)	LR＋	LR－
筋性防御	13～76	56～97	2.6	0.6
筋硬直	6～40	86～100	3.9	NS
反跳痛圧痛	40～95	20～89	2.1	0.5
打診痛	65	73	2.4	0.5
腹壁圧痛テスト陽性	1～5	32～72	0.1	NS
咳嗽テスト陽性	73～84	44～79	1.8	0.4

NS：not significant(有意差なし).

メモ

3 腹痛

> **Point**
>
> 　反跳痛は壁側腹膜の刺激を示唆する症状である．つまり，"反跳痛＝腹膜炎"ではない．虫垂炎や胆嚢炎，重症の腸炎などで炎症が漿膜面にまで達していれば反跳痛は存在する．臓器の漿膜面の炎症が原因の場合，反跳痛は限局的であるが，腹部全体で反跳痛を認める場合は汎発性腹膜炎の可能性が高く，緊急性も高いと判断する．
>
> 　腹膜炎に対する反跳痛圧痛テストは，LR＋2.1，LR－0.5であり，反跳痛圧痛が陽性であっても15％程度しか腹膜炎の確率を上昇させず，また陰性であっても15％程度しか腹膜炎の確率を減少させない．反跳痛圧痛テストは，触診によって，疼痛部位を深く押しこむように圧迫し，急激に圧迫を解除させることで腹壁に振動を与え，反跳痛の有無を確認する方法である．この深い触診による圧迫や，反跳痛がある場合の腹壁の強い振動によって強い痛みが誘発されてしまう．
>
> 　反跳痛圧痛テストよりも優れた検査である打診痛や，病院に来る途中の車中で，車が揺れたときに痛みを生じたか（pain over speed bump）を確認するほうが，患者にいらぬ苦痛を与えず，反跳痛の有無をしっかり評価できる．
>
> 　院内トリアージにおける反跳痛の有無の評価には，看護師としてできるだけ患者に苦痛を与えないよう，次頁に解説した「腹壁圧痛テスト」，「咳嗽テスト」を活用しよう．

メモ

図3 腹壁圧痛テスト

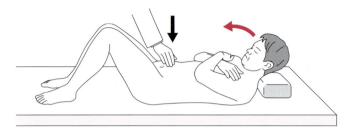

『腹壁圧痛テスト（Carnett's sign）』
　腹壁の原因が，腹壁にあるか腹腔内にあるかを鑑別する検査．
【方法】
　仰臥位で患者の両腕を胸の上で交差させて置く．一番強い圧痛点を確認し看護師の手を置いたまま患者の頭部をベッドからわずかに浮く程度に挙上させて緊張させる（**図3**）．
【判定】
- 陰性：<u>圧痛減弱</u>　→　<u>腹腔内臓器に由来</u>する疼痛を示唆
- 陽性：圧痛不変　→　腹壁（皮膚，筋肉，骨）に由来する疼痛，もしくは臓器以外（心理的要因など）が原因であることを示唆
- 強陽性：圧痛増強　→腹壁（皮膚，筋肉，骨）に由来する疼痛，もしくは臓器以外（心理的要因など）が原因であることを強く示唆

『咳嗽テスト』
　患者に咳をするよう誘導し，患者が咳に反応して腰を引いたり，しかめ面をしたり，手を腹部の方向へ動かす動作をみせれば陽性．
　（腹膜炎：感度73〜84％，特異度44〜79％，LR+ 1.8，LR − 0.4）

4 頭痛

"突発""最悪""増悪""初めて"の頭痛や，随伴症状のある頭痛は見逃さない！

❶ 頭痛へのトリアージのアウトカム

　救急外来における院内トリアージの場面では，「頭痛」は腹痛と同様に最も遭遇する主訴の1つである．

　頭痛はしばしば起こる症状であることから，軽度の頭痛を理由に救急外来を受診する人はほとんどいない．激しい疼痛である場合や，発作的に繰り返す頭痛を軽減してもらうことを目的として受診することが大半である．

　頭痛（頭部の疼痛）とはいっても，風邪，副鼻腔炎，帯状疱疹，う歯に伴う頭痛から，脳卒中にともなう頭痛まで，頭部もしくは脳以外のほかの臓器の異常信号であることが多く，看護師による院内トリアージにおいて，その原因検索は困難である．しかしながら，生命を脅かすこともある「二次性頭痛」を見極めることを軸とすれば，緊急性の高い疾患を見逃すことは防げるだろう．

　頭痛は器質的疾患の有無で「一次性頭痛」と「二次性頭痛」の大きく2つに分類できる．器質的疾患がなく，突発的な原因による頭痛を「一次性（機能性）頭痛」，器質的疾患があり，原因が明確な頭痛を「二次性（症候性）頭痛」という．この分類を意識することで，適切に緊急性を判断していく．

　頭痛患者の大半を占めるのは，一次性頭痛の「片頭痛」「筋緊張性頭痛」「群発頭痛」などである．それらの疾患スクリプト（illness script）を記憶し，目の前の患者の病歴とそれらのスクリプトが合致するかを確認して，一次性頭痛に確定させる方向で推論を進め，二次性頭痛を否定して緊急性を判断することもできる．

　胸痛や腹痛の場合のように，頭痛単独でショック状態になることもなく，身体的に比較的"軽症"と判断されがちな頭痛だが，そのなかから生命を脅かすこともある「二次性頭痛」を見極めなければならない．特にくも膜下出血を筆頭とする，見逃すと致死的なkiller diseaseの除外していくために，"突発""最悪"

"増悪""初めて"といったキーワードや，随伴症状の確認を中心にトリアージを進めていく（図1）．

頭痛において見逃してはならない疾患（critical disease）

- くも膜下出血（SAH）
- 脳出血
- 髄膜炎
- 側頭動脈炎
- 急性緑内障発作

二次性頭痛

図1 疾患頻度と臨床的重要度

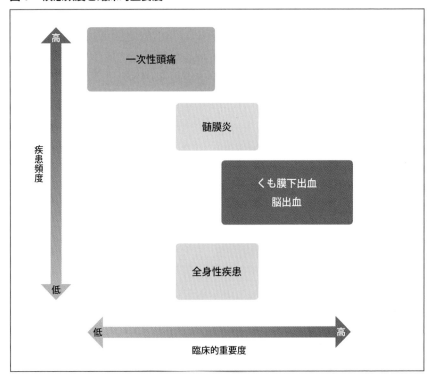

❷ 見逃してはならない疾患の特徴

① くも膜下出血（SAH）
- 救急外来を受診する頭痛を主訴とする患者の1～4％．
- 数分で痛みのピークに達し，数時間から数日続く頭痛（雷鳴頭痛）．
- 頭痛の強さは重度から最大が80～90％を占める．
- 10～50％にSAHに先行する警告頭痛（warning headache）がある．
- 背部痛や肩こりのみで歩いて受診，一過性意識消失やめまいを主訴に受診することもある．
- 髄膜刺激症状は発症数時間以内では認めないことが多い．
- 見逃すとどの程度危険か？：致死率50％，社会復帰率50％．
- <mark>"雷鳴頭痛"と"人生最悪の頭痛"のキーワードがあれば，くも膜下出血を疑う！</mark>

② 脳出血
- 人口10万人あたり16～33人程度の発症．
- 出血の程度によるが，頭痛，嘔吐，意識障害などの頭蓋内圧亢進症状を認める．
- 出血の部位，程度によるが，突然発症の神経脱落症状が特徴．
- けいれんが4～29％に認める．
- 脳卒中に対するCPSS（cincinnati prehospital stroke scale）の感度59％，特異度89％．
- <mark>Sudden onsetの頭痛に加え，CPSS陽性であれば強く疑う！</mark>

③ 髄膜炎
- 古典的3徴である項部硬直，発熱，意識障害がすべて揃うのは約3分の2である．
- 頭痛をともなうのは50％程度だが，意識障害は75％に見られる（ウイルス性髄膜炎は意識清明であることが多く，細菌性髄膜炎では意識障害やけいれんをともなうことが多い）．
- 頭部全体の拍動性または非拍動性頭痛である．

- Gradually onset であることが多い．
- リスクとして，先行する感冒症状や中耳炎，副鼻腔炎の既往や，頭頸部の外傷や手術の既往，糖尿病，ステロイド服用などの易感染性がある．
- 髄膜刺激症状の特異度は高い．
- <mark>頭痛に加えて発熱，意識障害を認めれば，髄膜刺激症状を確認する！</mark>

④ 側頭動脈炎
- 50歳以上の新規発症頭痛では必ず考慮する必要があり，70歳代女性に多い．
- 片側または両側の重度の拍動性頭痛が典型的症状である．
- 無痛性の片側性視力障害に，同側の側頭部痛をともなう．
- 咀嚼時の咬筋および側頭部の疼痛（顎跛行）．
- 側頭動脈の小結節形成（数珠状）による側頭動脈部の腫脹や圧痛および拍動消失．
- 生命を脅かすことはないが，約1割が失明する．
- <mark>高齢者の初発頭痛で，視力障害をともなう側頭部痛の頭痛の場合は疑う！</mark>

⑤ 急性緑内障発作（閉塞隅角緑内障）
- 50歳以上，女性，遠視などがリスクファクターで，アジア人に多い．
- 嘔気・嘔吐をともなう強い頭痛や眼痛と視力障害が一般的な症状．
- 眼球結膜の充血や散瞳が見られる．
- 失明や不可逆的な視力障害を起こす．
- <mark>強い頭痛に，眼球結膜の充血や瞳孔散大をみれば疑う！</mark>

図2 頭痛の出現頻度（％）[1]

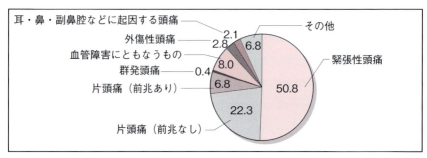

❸ トリアージにおける臨床推論

🔲 基本的情報と第一印象（general appearance）

> **パール**
>
> 「頭痛」を訴える患者を見たら，まず"初めて"の頭痛か否かを確認する！
> 患者の動作を瞬時に観察し，意識障害や明らかな随伴症状を見逃さない！

　50歳以上の患者が頭痛を訴えて救急外来を受診している場合は，二次性頭痛のリスクが高く要注意である．特に50歳以上の初発の頭痛は二次性頭痛の可能性が高く危険である．一方で，小児期や思春期に発症した再発性の頭痛であれば，片頭痛の可能性が高い．

　まず，頭痛を主訴に救急外来を受診したら，「**これまで同じような頭痛がありましたか？**」と質問し，同様の頭痛の既往の有無を確認する．

　頭痛を主訴に受診する患者で頻度が高いのは，片頭痛や筋緊張性頭痛などの一次性頭痛であり，これらはほとんどの場合，同様の症状を繰り返している既往がある．よって，高齢者の初発の頭痛は特に要注意である．

　性差としては，片頭痛の頻度は女性が男性の3〜4倍であり，月経周期に関連して起こることが知られている．一方で，群発頭痛は男性が女性の5倍程度の頻度である．

　また，他の症候と同様にショック徴候の観察は重要であるが，頭蓋内病変単独でショックをきたすことは少ない．意識障害や片側の筋力低下などの明らかな随伴症状を伴う場合は緊急性が高いと判断する．これは第一印象において患者の動作を観察することで，概ね緊急性の高い頭痛か否かを絞り込むことができる．

2 問診

① S（symptoms）：LQQTSFA

S（symptoms）の聴取は，LQQTSFA に沿って行う．

- **L（location）：部位**

  > **パール**
  >
  > **頭部全体または後頭部〜後頸部痛の激しい疼痛を訴える場合は緊急性が高い！**

  頭痛の疼痛部位によって，おおまかに疾患を予測することは可能である．疾患によって，典型的な疼痛部位は存在するが（**図3**），非典型的であることも多く，他の病歴と合わせて総合的に一次性頭痛か二次性頭痛かを判断する必要がある．

図3　疾患別の疼痛部位[1]

片頭痛	筋緊張性頭痛	群発頭痛
眼窩の上外側部と後頭・側頭部の疼痛が中心．頭部半分の疼痛を訴えることが多い．	鉢巻を巻いたような部位の疼痛を訴えることが多い．	眼球とそれを貫いた後頭部の疼痛を訴える．痛みの性質が特異的で，「切り取られるような痛み」と表現されることが多い．
くも膜下出血	三叉神経痛	副鼻腔炎
多くは後頭部の持続性．嘔吐や意識障害に至ることが多い．	三叉神経第2枝の神経痛が多い．会話や咀嚼などで誘発されることが特徴．	激痛であることは少ない．頭重感などの訴えが多い．時に副鼻腔の部位に一致して痛みを訴えることもある．

くも膜下出血は激しい後頭部痛を訴えることが多く，緊急性の高い脳動脈解離も後頸部痛を訴えることが多い．そのため，**激痛の後頭部，後頸部痛は緊急性が高いと判断する**．

片側性の頭痛では，一次性頭痛の片頭痛が有名だが，疼痛部位が終始片側は40％，片側→全体が20％，はじめから両側が40％といわれている．同じく一次性頭痛の群発頭痛は，ほとんど片側性であり，筋緊張性頭痛はほとんど両側性であるのが特徴である．

緊急性の高い片側性頭痛には側頭動脈炎がある．脳動脈解離は解離血管と同側の後頸部痛であることが多い．

メモ

- Q（quality /quantify）：性状・程度

> **パール**
> 拍動性頭痛であれば，片頭痛であることを軸に推論を展開する．
> 人生"最悪"の頭痛でなければ，くも膜下出血は否定的である．
> 「いつもと違う頭痛」であれば，緊急性が高いと判断する．

頭痛の性状を，非拍動性と拍動性に分けることができる．

片頭痛は約50％が拍動性の頭痛であり，拍動性頭痛であれば片頭痛であるか否かを軸に問診を進めていく．片頭痛の簡便な診断基準として3 item screening（①嘔気，②羞明，③日常動作を妨げるような頭痛，この3つのうち2つ以上で感度81％，特異度75％，LR = 3.3）やPOUNDing（**表1**）がある．拍動性頭痛で，緊急性が高い疾患に側頭動脈炎がある．

筋緊張性頭痛は非拍動性の「圧迫感」「鉢巻きを頭に巻いたような締めつけられる痛み」である．群発頭痛は「切り取られるような痛み」「眼をえぐられるような痛み」などと表現されることがある．

表1　片頭痛の診断（POUNDing）

POUNDing		点数
P	Pulsating：拍動性	1
O	hOurs：4〜72時間持続	1
U	Unilateral：片側性	1
N	Nausea：嘔気	1
D	Disabling：日常生活を妨げる	1

判定	
点数	LR
≦2点	0.41
3点	3.5
≧4点	24

4 頭痛

表2 二次性頭痛の診断（SNOOP）

Systemic symptoms / disease	全身症状，全身性疾患
Neurologic symptoms / signs	神経学的異常
Onset sudden	雷鳴頭痛
Onset after 50 years	50歳以上の初発の頭痛
Pattern change	増悪する頭痛，いつもと違う頭痛

　人生"最悪"の頭痛は，くも膜下出血に対して，「感度99.2％，特異度24.4％」である．つまり人生"最悪"の頭痛でなければ，くも膜下出血は否定的であるので，人生"最悪"の頭痛であれば，くも膜下出血などの緊急性が高い疾患と判断する．

　また，「いつもと違う頭痛」と訴える場合，急性頭痛であり，慢性頭痛は否定的となる．急性頭痛とは，頭部外傷や救急疾患に伴う頭痛であり，二次性頭痛の可能性が高い．慢性頭痛とは，月から年単位にわたる頭痛，間欠期をおいて再発する発作性頭痛のことであり，大半は片頭痛や群発頭痛などの一次性頭痛である．つまり，「いつもと違う頭痛」は急性頭痛であり，二次性頭痛の可能性が高い（**表2**）．

メモ

● T（timing）：オンセットと経過

パール

"突然"の雷鳴頭痛を見逃さない！
発作性の頭痛であれば，二次性頭痛は否定的．
"増悪"する頭痛は二次性頭痛を疑う！

"雷鳴頭痛"とは，突然発症し，1分以内にピークに達する重度の頭痛である．

雷鳴頭痛の代表的な疾患は主に二次性頭痛であり，最も多いのは，くも膜下出血である（**表3**）．Sudden onset の劇症頭痛である雷鳴頭痛であれば，常にくも膜下出血を念頭に置く．

未破裂脳動脈瘤の患者も約20％に頭痛を認め，雷鳴頭痛として出現することがある．10～50％のくも膜下出血に先行する少量の出血による軽症の警告頭痛があり，頭痛の持続時間は1，2日といわれている．この警告頭痛により自力来院する軽症頭痛であるくも膜下出血（walk-in SAH）の見落としには注意が必要である．警告頭痛もやはり sudden onset の頭痛を訴える．

また，脳動脈解離も比較的頻度が高く，雷鳴頭痛として出現する．激しい頭痛は，片頭痛や群発頭痛も当てはまるが，急速に最大強度に達する点で異なる．一次性頭痛の雷鳴頭痛は少なく，院内トリアージにおいては，sudden onset の激しい頭痛をみたら，その時点で緊急性の高い二次性頭痛と判断するべきである．

目の前の頭痛患者が一次性頭痛であるか否かを見極めるには，頭痛が出現する頻度を確認することが重要である．片頭痛であれば，1週間に1～2回または1ヶ月に数回，筋緊張性頭痛はほぼ毎日，群発性頭痛は1日数回といったように頭痛を繰り返す．つまり，発作性の頭痛は一次性頭痛であることを支持する．また，一次性頭痛の場合は，日を追って頭痛が増悪することはない．徐々に疼痛が"増悪"する頭痛であれば，二次性頭痛を疑う．

表3 二次性雷鳴頭痛の主な原因

くも膜下出血，未破裂脳動脈瘤，脳動脈解離（椎骨動脈解離，頸動脈解離），脳内出血，脳静脈洞血栓症，可逆性脳血管攣縮症候群

● S（setting）：発症の状況

> **パール**
>
> 頭蓋内圧を上昇させる行為の際に発症した雷鳴頭痛は，くも膜下出血を疑う！
> 発熱とともに発症した頭痛は，髄膜炎を疑う！

　くも膜下出血は，運動，咳嗽，性行為や体を曲げたときなどに突然発症するケースもある．これらのような<u>頭蓋内圧を上昇させるような行為の際に発症した雷鳴頭痛はくも膜下出血</u>を疑う．整体やマッサージなどを受けた際や，スポーツの際の頸部の急激な回旋・過伸展（ゴルフのドライバーショットや水泳）により，椎骨脳底動脈解離を発症することもある．

　髄膜炎は，発熱とともに頭痛が出現するか，あるいは頭痛単独で発症する．

● F（factor）：増悪・寛解因子

> **パール**
>
> 頭蓋内圧を上昇させるような行為により悪化する頭痛は危険である．
> 咀嚼によって増悪する側頭部痛（顎跛行）を見れば，側頭動脈炎を疑う．

　くも膜下出血や脳出血，髄膜炎，脳炎，脳腫瘍などによる頭痛は，前屈などの体位変換，咳嗽や歩行などによって増悪する．これは頭蓋内圧の亢進によるものである．つまり，<u>頭蓋内圧を亢進させるような行為で増悪する頭痛は緊急性の高い疾患である</u>可能性が高い．

　一次性頭痛の場合，片頭痛は日常的動作により増悪するため，患者は動けなくなることが多い．筋緊張性頭痛や群発頭痛は日常的動作で悪化することがなく，動けることが多い．

　表在側頭動脈を 1 ～ 2 分圧迫することで，頭痛が軽快するようであれば片頭痛のような血管性頭痛が疑われる．一方で，側頭動脈炎は側頭動脈の圧痛があれば可能性が高まる〔LR ＋ 2.6〕．

　<u>咀嚼による側頭部痛の増悪（顎跛行）は，側頭動脈炎の特徴である</u>〔LR ＋ 4.3〕．

● A（associated symptoms）：随伴症状

> **パール**
>
> 項部硬直がなければ，髄膜炎は否定的である！
> 頭痛＋CPSS陽性は脳出血を疑う！
> 頭痛＋視力障害・複視は緊急性が高い！
> 意識障害や嘔吐を伴う場合は二次性頭痛を疑う！
> 頭痛＋Red eyeは，急性緑内障発作を疑う！

　頭痛の原因である疾患，病態を鑑別していくには随伴症状の観察が重要である．

　髄膜刺激症状は，出血，感染などにより髄膜が刺激されることによって起こり，くも膜下出血や髄膜炎などで認める．

　項部硬直は有力な髄膜刺激症状であり，くも膜下出血は感度59％，特異度94％，髄膜炎は感度30〜84％，特異度68〜95％である．しかし，くも膜下出血の場合，発症数時間以内や微量の出血の場合，高齢者では認めないことがある．

　また，院内トリアージの場面で，髄膜刺激症状の検査によって，患者の頭痛を増悪させることは脳動脈瘤の再破裂リスクとなる．よって，くも膜下出血が強く疑われる場合，髄膜刺激症状の検査はリスク回避のため，避けるほうが無難である．

　一方，髄膜炎を疑う場合は，積極的に項部硬直の有無を確認する．髄膜炎の場合，項部硬直の検査であるジョルト・テスト（jolt accentuation test）の感度は97〜100％，特異度54〜60％，ネック・フレクション・テスト（neck flexion test）の感度は81％，特異度39％である．両検査は感度が非常に高く，両検査とも陰性であれば，ほぼ髄膜炎は否定できる．ただし，両検査とも痛み刺激への反応が乏しい意識障害のある患者には不適用である．

　神経脱落症状も髄膜刺激症状同様に重要である．**脳卒中に対するCPSSの感度は59％，特異度89％**である．つまり，頭痛を訴える患者がCPSS陽性であれば，脳出血の可能性が高い．

　また，**頭痛にともなう視力障害も必ず確認**する．大脳後頭葉の脳出血であれば，頭痛に視力障害をともなうことがある．

そのほか，動眼神経麻痺の症状（眼瞼下垂，複視，眼球外転位）をともなえば，内頸動脈－後交通動脈分岐部の動脈瘤の存在が考えられ，くも膜下出血の可能性がある．
　複視は頭蓋内圧亢進にともなう外転神経麻痺によっても起こるため，複視を訴えれば緊急性は高いと判断する．
　意識障害は頭蓋内圧亢進症状の1つであり，頭痛に意識障害をともなえば，くも膜下出血や脳出血などの可能性が高くなる．髄膜炎の古典的3徴は「発熱，項部硬直，意識障害」であるが，すべて揃うのは3分の2程度である．しかし，95％以上の髄膜炎患者に2つ以上を認め，99〜100％の患者に少なくとも1つは症状がある．15歳以上で古典的3徴が全てなければ，ほぼ髄膜炎は否定できる．頭痛は髄膜炎患者の約半数にしか認めないが，意識障害は75％に見られる．
　頭痛にともなう嘔吐は，延髄の嘔吐中枢を直接刺激する「中枢性嘔吐」である．悪心をともなわず，突然嘔吐するのが特徴であり，悪心をともなう片頭痛にみられるような嘔吐とは鑑別できることが多い．頭痛＋悪心をともなわない嘔吐は緊急性が高いと判断する．
　結膜の充血（red eye）に，突然の激しい頭痛または眼痛（眼の奥の強い痛み）をともなう場合，まず，緊急性の高い急性緑内障発作を疑う．急性緑内障発作は，通常片側性であり，目のかすみや視力低下を訴えることもある．生命を脅かすことはないが，治療開始が遅れると失明や不可逆的な視力障害を起こすので，緊急性が高い．
　片側性の結膜の充血（毛様充血：黒目周囲の充血）が特徴で，花粉症などで見られるcommonな結膜充血（黒目から遠い部分の充血）とは明らかに異なる（図4）．また，病側の散瞳も特徴であるので，頭痛（眼痛）に加え，片側性の黒目周囲の充血＋瞳孔散大（瞳孔径の左右差あり）を見れば，急性緑内障発作を強く疑い，緊急性が高いと判断する．

図4 急性緑内障発作の毛様充血と common な結膜充血の違い

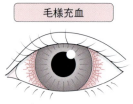
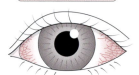

急性緑内障発作

表4 くも膜下出血を検出する所見

くも膜下出血	感度	特異度	LR＋	LR－
項部硬直	59%	94%	10.3	0.4
神経所見（非局所的）	64%	89%	5.9	0.4
年齢≧60歳	86%	52%	1.8	0.3
けいれん	32%	86%	2.2	0.8

メモ

② AMPLER による病歴聴取

> **パール**
>
> 「これまで同じような頭痛がありましたか？」という病歴聴取が重要．
> 先行感染（上気道炎），口腔内疾患（う歯，抜歯），副鼻腔炎の病歴があれば，髄膜炎を考慮する．
> 頭痛の前兆を訴えれば，片頭痛を考慮する．

- P（past medical history）：既往歴

  頭痛の問診において，今まで経験したことのない頭痛か否かは必ず確認する．これまでに経験のない頭痛（特に50歳以上）を見たら，緊急性が高いと判断する．二次性頭痛はこれまで経験のない頭痛を訴えることが多いのに対し，代表的な一次性頭痛は発作性（同じ症状を繰り返す）頭痛であることが多いため，この質問でおおまかな鑑別をすすめる．

- E（event）：病歴

  髄膜炎は，sudden onset ではないものの，「最悪」や「増悪」というような頭痛を認め，意識障害や発熱などもともなうことが多い．髄膜炎を疑われる場合，先行する感冒症状の有無や，中耳炎，副鼻腔炎，重度のう歯，頭頸部の外傷や手術の既往の有無，糖尿病，後天性免疫不全症候群（acquired immune deficiency syndrome: AIDS），ステロイド服用などの易感染性の有無については聴取しておく．これらを認めれば，髄膜炎の可能性は高まる．感冒の随伴症状としての頭痛は一時的で，解熱鎮痛薬の内服により十分対処可能であるが，髄膜炎による頭痛は炎症が改善するまで持続する．

  片頭痛は前兆をともなうことがある．最も多い前兆は視力障害の一種である閃輝暗点（せんきあんてん）であり，白く輝く歯車状のものが見え（閃輝），そして，その部分は見えない（暗点）．これらの視力障害を訴える場合，片頭痛の可能性が高くなる．

- R(risk factor):リスク

 高血圧や喫煙歴などを確認する.収縮期血圧が 140mmHg 以上もしくは拡張期血圧が 90mmHg 以上を高血圧症と定義したところ,高血圧症の人は正常血圧(収縮期血圧 140mmHg 未満かつ拡張期血圧 90mmHg 未満)の人と比較して,男性で 2.97 倍,女性で 2.70 倍くも膜下出血死亡のリスクが高く,喫煙者は非喫煙者と比較して,男性で 3.10 倍,女性で 2.26 倍リスクが高いといわれている.

 また,家族歴は確認しておく.片頭痛は家族歴をともなうことが多く,特に母親が片頭痛患者であることが多い.くも膜下出血も親兄弟に脳卒中患者に罹患したことがある場合,家族歴のない人と比較すると,男女とも約 2 倍,くも膜下出血の死亡リスクが高いといわれている.

メモ

3 身体診察

> **パール**
> 項部硬直をフィジカルイグザミネーションで評価する．

『ジョルト・テスト（jolt accentuation test）』

1秒間に2～3回，頭部を左右に振ってもらい（子供のイヤイヤ動作のように頭を左右に素早く振る），頭痛の増悪があれば陽性，なければ陰性（図5A）．

『ネック・フレクション・テスト（neck flexion test）』

自発的に頸部を前屈させ，下顎が胸まで十分に近接するなら陰性，前屈が困難であれば陽性（図5B）．

『CPSS（cincinnati prehospital stroke scale）』

顔面のゆがみ，上肢の麻痺，構音障害の3つで評価し，これらの異常が1つでもあると陽性．

『バレー徴候』

手掌を上にして両上肢を"前へならえ"した際に，麻痺の上肢は回内し下降する（図6）．これをバレー徴候という．CPSSにおける「上肢の麻痺」の

図5　髄膜炎の診断

A　ジョルト・テスト

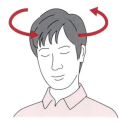

B　ネック・フレクション・テスト

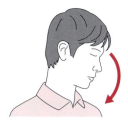

図6　バレー徴候

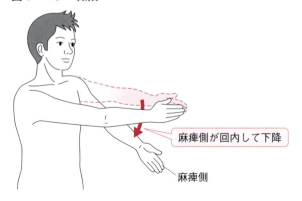

図7　ミンガツィーニー徴候

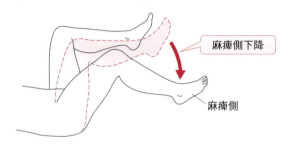

評価に用いることができる．ただし，非常に軽い麻痺や感覚障害のみにとどまる場合は，バレー徴候陰性のこともあるため，"バレー徴候陰性＝麻痺なし"ではないことに注意する．

『ミンガツィーニー徴候』

　仰臥位で股関節を屈曲，大腿を垂直にして，下腿を床に水平にすると麻痺側が下降する（図7）．これをミンガツィーニー徴候という．バレー徴候同様，非常に軽い麻痺の場合，陰性となることもあるので注意が必要である．

引用・参考文献
 1）下村登規夫．見逃してはならない頭痛診療チェックポイント．東京：医学と看護社；2014

5 発熱

よくある発熱の患者に潜む"敗血症"を見逃さない！

1 発熱患者へのトリアージのアウトカム

　救急外来を受診する発熱が主訴の患者は多いが，院内トリアージにおいて考えなければならないことは，すぐに治療介入が必要な患者か，それとも待てる患者かを判断することである．

　「発熱＝感染症の存在」ではなく，発熱の原因は，「感染症」「悪性腫瘍」「膠原病」など多岐にわたる．さらに，発熱の原因は「感染性疾患」と「非感染性疾患」に大きく分けられる．

　悪性腫瘍や膠原病などの非感染性疾患は，症状の進行も穏やかなことが多く，緊急性は高くないことが多い．一方，感染性疾患は，症状が急激に進行し，一気にバイタルサインの変化をきたすものなど，緊急性の高いものもある．

　とくに"敗血症"は，感染にともなう臓器障害をきたしている病態で，対応が遅れると予後不良となるため，非常に緊急性が高い．そのため，感染性疾患が疑われる発熱の患者をみれば，すぐに治療介入が必要である"敗血症"であるか否かを見極めていくことが軸となる．

　全身症状である発熱を訴える患者には，「痛み」を訴える患者のように，解剖学的アプローチや発症様式は緊急性を判断するのにあまり役に立たない．まず，外観（appearance）から重症感の有無を確認し，重症感があれば全てのバイタルサインを測定して敗血症か否かを判断する．

　敗血症が否定的であれば，発熱の原因となる疾患，病態を予測し，緊急性を判断する必要があるが，「発熱」は非特異的な症候であり，トリアージの段階で原因となる疾患を絞り込むことは困難である．

　しかし，緊急度・重症度の高い疾患・病態が隠れている可能性がある"不明熱"は病歴聴取で把握できる．また，発熱に併存する"＋α（随伴症状）"がいくつかあれば，疾患や病態を絞り込むことも可能な場合がある．

例えば,「発熱」に「咽頭痛」,「咳嗽」,「鼻汁」が加われば,かぜ症候群(急性上気道炎)と予測することが可能となる.このように,"＋α(随伴症状)"を確認することによって,疾患や病態を予測しつつ,緊急度の判断を行う(図1).

発熱において見逃してはならない疾患(critical disease)

- 敗血症
- 不明熱
- 結核
- 感染性心内膜炎
- (細菌性髄膜炎) ※ p.145「頭痛」参照

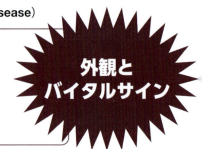

図1 疾患頻度と臨床的重要度

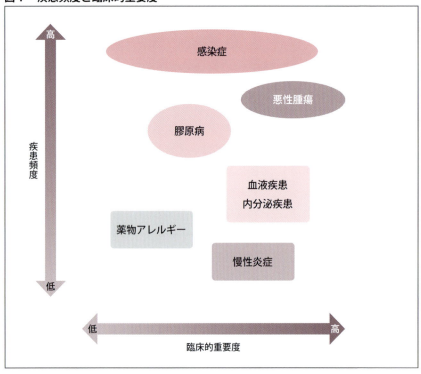

② 見逃してはならない疾患の特徴

① 敗血症

- 感染症に対して制御不可能な宿主反応を起こし，生命を脅かす臓器障害をともなう．
- 旧定義の「敗血症」は新定義における敗血症の定義から外れ，旧定義の「重症敗血症」が，新定義の「敗血症」となった（表1）．
- 新定義の敗血症はクイックSOFA（qSOFA）の診断基準によって認知する（表2）．
- 敗血症の死亡率は20％程度．
- 敗血症性ショックの死亡率は46％．
- <mark>敗血症は外観（apperance）で疑い，バイタルサインで診断する！絶対に見逃してはならない！</mark>

表1 （新）敗血症の定義

	新定義	旧定義
敗血症の定義	感染症に対する制御不能な宿主反応に起因した生命を脅かす臓器障害	全身症状を伴う感染症，あるいはその疑い
診断基準	ICU患者：感染症が疑われ，SOFAスコアが2点以上 非ICU患者：qSOFAで2点以上	SIRS基準に該当する感染症
敗血症ショックの診断基準	・実質的に死亡率を増加させるのに十分に重篤な循環，細胞，代謝の異常を有する敗血症のサブセット ・適切な輸液負荷を行ったにもかかわらず平均血圧65mmHg以上を維持するための循環作動薬を必要とし，かつ血清乳酸値の2mmol/L（18mg/dL）超過	敗血症で輸液負荷にも反応しない低血圧（収縮期血圧で評価）

SIRS, systemic inflammatory response syndrome.

表2 qSOFAスコア

項目	基準	スコア
血圧	収縮期血圧100mmHg以下	1
呼吸	呼吸数22回/分以上	1
意識	意識レベルの変化	1

【上記2点以上で「敗血症」と診断】

② 不明熱（古典的不明熱）
- 3週間以上発熱が持続する．
- そのうち，38.3℃以上の体温上昇が数回認められる．
- 3回の外来受診（または3日間の入院）で原因がわからないもの．
- **不明熱の例として，結核，感染性心内膜炎，深部膿瘍など重症度の高い感染症がある．**

③ 結核（不明熱）
- わが国の活動性結核は，人口10万人あたり17.7人であるといわれている．
- 発熱（微熱）のほか，倦怠感，体重減少，咳嗽，寝汗．
- 特異的な症候はなく，結核を除外できる病歴は基本的にない．
- 粟粒結核は，不明熱，多臓器不全，ARDS（acute respiratory distress syndrome）などの多様な臨床像を呈する．
- 結核曝露歴（中国や東南アジアへの渡航歴）を確認する必要がある．
- **微熱，寝汗，体重減少をともなう不明熱は，"結核"を念頭に置き，感染スクリーニングを行う．**

④ 感染性心内膜炎（不明熱）
- 発熱が数日〜数週間持続し，感染巣が明確ではない場合は疑う．
- 初発症状が寝汗，関節痛，腰痛，筋痛のことがある．
- 人工弁移植術後，抜歯後，中心静脈カテーテル挿入後はリスクである．
- 手掌や足底の出血斑（Janeway病変），指腹の有痛性結節（Osler結節）などの病変（**図2**）は可能性を高めるが，これらのperipheral sign（末梢閉塞徴候）は認めないことが多い．
- 感染巣がはっきりしない"発熱＋心不全"は疑う．
- **心疾患の既往や歯科処置後といったエピソードがある不明熱の場合は心内膜炎を考慮する．**

図2　Janeway 病変と Osler 結節

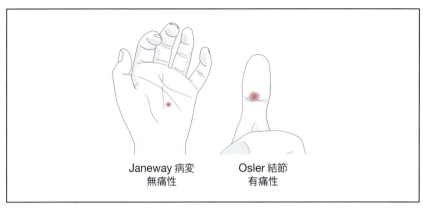

Janeway 病変
無痛性

Osler 結節
有痛性

メモ

❸ トリアージにおける臨床推論

1 基本的情報と第一印象 (general appearance)

> **パール**
>
> 重症感あり＋ SIRS 2 項目以上＝緊急！
> qSOFA スコア 2 点以上＝超緊急！

　発熱を主訴とする患者のトリアージは，まず外観からの重症感を把握する．
　見ためのぐったり感や発汗具合など，重症感を感じさせる徴候はたくさんあるが，appearance によって把握できる著明な促迫する呼吸や意識レベルの変容は重症度の高い感染症を疑うヒントとなる．それらを認め，重症感を感じたら，早急にバイタルサインを測定する．

　感染症の存在とその重症度の認知に最も有用な情報がバイタルサインである．バイタルサイン測定の結果，重症感があり，かつ SIRS (systemic inflammatory response syndrome：全身性炎症反応症候群）の項目（**表 3**）を 2 項目以上満たしている場合は，緊急性が高いと判断する．そして，qSOFA スコア 2 点以上であれば敗血症を疑い，さらに緊急性が高いと判断する．つまり，「重症感＋ SIRS 2 項目以上＝緊急」と判断し，「qSOFA スコア 2 点以上＝超緊急」と判断する．

表 3　SIRS 項目

【以下の 2 項目以上を満たした場合】	
体温	38℃以上　または　36℃以下
心拍数	90/ 分以上
呼吸数	呼吸促迫（20 回 / 分以上）または $PaCO_2 < 32mmHg$
白血球	12,000 以上　または　4,000 以下　または　桿状核球 10%以上

2 問診

"発熱"を訴える患者の場合，最初に「感染性疾患」か「非感染性疾患」であるかのあたりをつけることが重要である．そのため，「T（timing）：オンセットと経過」から問診を開始する．次に，「A（associated symptoms）：随伴症状」を確認し，発熱の原因検索をすすめていく．つまり，「胸痛」や「腹痛」のように，LQQTSFA の順序どおりの問診とは異なる．以下に実際の問診の順序に沿って説明する．

① S（Symptoms）：LQQTSFA

● T（timing）：オンセットと経過

パール

急性発症か，発症後何日目で受診したかで，感染性疾患であることを判断する！
1週間以上持続する発熱患者は，見逃してはならない感染性疾患の存在を考慮する．

　まず，"発症様式"の確認によって，発熱の原因が「感染性疾患」か「非感染性疾患」であるかのあたりをつける．
　"感染性疾患"は急性発症であり，発症日を特定できることが多く，発症1〜2日程度で受診することが多い．一方，膠原病や悪性腫瘍など，発熱の原因となる「非感染性疾患」は，症状の経過も比較的穏やかであり，患者自身は発症日を特定できず，発症してから受診するまでに日数が経過していることが多い．つまり，「急性発症か？」，「発症後何日目で受診しているか？」を確認することで感染性疾患か非感染性疾患かのあたりをつける（一般的に「急性発症」は時間〜日の単位，「慢性発症」は週〜月の単位を示す）．
　感染性疾患のなかには敗血症をはじめ，緊急性が高い疾患が存在するため，感染性疾患であれば緊急性が高いことがある．一方，非感染性疾患であれば緊急性は高くないと判断できる．そのため，緊急性を把握するうえで感染性疾患であるかを判断することは重要である．
　次に発熱の"持続時間"を確認する．持続時間が1週間未満の発熱は，その原因となる疾患・病態の鑑別はきわめて広い．しかし，数週間から数ヶ月

間持続する発熱の場合は，ある程度鑑別が絞られる．感染性疾患のなかでは見逃してはならない結核，感染性心内膜炎，深部膿瘍など考慮し，非感染性疾患である悪性腫瘍や膠原病なども考慮する必要がある．つまり，**発熱の持続時間が1週間以上の場合は，"不明熱"の可能性を考慮し，重症度が高い感染性疾患の存在を疑う目をもつことが重要**である．それらの感染性疾患の鑑別を"随伴症状"によってさらに絞り込んでいく必要がある．

高熱なのか，微熱なのか，また常に高体温か，それとも午後のみ高いのかなどの発熱のパターン（熱型）を確認しておく．熱型の情報は，看護師による院内トリアージの問診において緊急性を判断する大きなヒントとはならない．しかし，マラリアなどのように熱型からヒントが得られる疾患もあるため，海外渡航歴のある発熱患者は熱型を確認しておく（**表4**）．

表4 熱型と疾患の関係

名称	熱型	疾患例
稽留熱	日差1℃以内で持続	大葉性肺炎，腸チフス，ブルセラ症，粟粒結核
弛張熱	日差1℃以上で，最低体温が37℃以上	敗血症，膿瘍，膠原病
間欠熱	高熱期と無熱期の日差が1℃以上で，最低体温が37℃以下	マラリア，敗血症
回帰熱	1日または数日の正常体温期の間に短期間の有熱期間	ホジキンリンパ腫
周期熱	規則的な周期をもつ	マラリア（3日熱，4日熱）
波状熱	有熱期と無熱期が不規則に交互に現れる	ブルセラ症

● A（associated symptoms）：随伴症状

> **パール**
>
> 見逃してはならない"発熱＋α（随伴症状）"を必ず確認する！
> "悪寒戦慄（shaking chill）"があれば，菌血症であることを強く疑う！
> 急性発症の発熱をともなう発疹（fever and rash）は見逃さない！

　発熱患者はバイタルサインが安定していれば，より適切に緊急性を把握するために"＋α（随伴症状）"の有無を確認して原因検索を進めていく必要がある．緊急疾患の"＋α"を覚えておくことで，見逃してはならない疾患の発見に役立つ．悪寒戦慄や発疹などが，緊急疾患の代表的な随伴症状である（表5）．

　特に，"悪寒戦慄"は緊急性を判断するうえで，最も重要な随伴症状の1つである．悪寒は程度が強い順に「悪寒戦慄」，「悪寒」，「さむけ」の3つに分類できるが，その程度が強いほど，菌血症のリスクは高くなると言われている（表6）．とくに菌血症に対する悪寒戦慄の特異度は90％であり，悪寒戦慄を認めたら菌血症の可能性は非常に高い．

　発熱患者のうち，感染が疑われる場合は，悪寒戦慄の有無と程度を必ず確認する．ただし，悪寒の程度の分類を確認するための問診が重要である．悪寒戦慄の場合，「歯がガチガチなるほどの震え」であることに加え，「止めようと思っても止まらない」といったキーワードを問診で確認する．この両方とも該当すれば悪寒戦慄と考える．一方，「止めようと思えば止まる」といっ

表5　覚えておくべき随伴症状

発熱＋随伴症状	緊急疾患
発熱＋悪寒戦慄	菌血症
発熱＋唾が飲み込めないような強い咽頭痛	急性咽頭蓋炎，扁桃周囲膿瘍
発熱＋全身紅斑＋ショック	Toxic shock syndrome
発熱＋蜂窩織炎様紅斑＋罹患部の激痛＋水泡	壊死性筋膜炎
発熱＋脾臓摘出後	脾摘後重症感染症

た程度のものは悪寒であると考える．普通の体力を有すると思われる患者の悪寒戦慄は，一般的に 15 分以内といわれている（15 分以内に熱がピークに達するため）．ただし，高齢者や衰弱した患者は体温がピークに達するのに時間を要し，悪寒が持続することがある．

発熱にともなう発疹（fever and rash）は，救急外来でもよく遭遇する病態の 1 つである．その原因は，全身性であれば self-limited disease であるウイルス感染による発疹や薬疹のほか，風疹や水痘などの呼吸器ウイルス感染症などであり，局所性であれば蜂窩織炎が多い．しかし，頻度は高くないが，toxic shock syndrome や壊死性筋膜炎など，見逃してはいけない疾患もある（表7）．

重症感のある fever and rash の患者を見れば，緊急度を UP する．また，他者への感染性が問題となる結核・麻疹・水痘などは社会的影響の側面からも見逃してはならない．それらを想起した時点で，施設において定められた空気感染対策を開始する必要がある．

表6　悪寒の分類と菌血症リスク

	悪寒戦慄 (shaking chill)	悪寒（chill）	さむけ (chilly sensation)
定義	体が震えて止まらない （止めようと思っても止まらない）	毛布を何枚かかぶりたくなる （止めようとすると止まる）	セーターをはおりたくなる
菌血症に対する感度	45.0%	75.0%	87.5%
菌血症に対する特異度	**90.3%**	72.2%	51.6%

表7　Fever and rash の common & critical disease

Common disease	Critical disease
1. ウイルス感染による発疹 2. 薬疹 3. 蜂窩織炎 4. 呼吸器系ウイルス感染症： 　　風疹，水痘	1. 重症薬疹：Stevens-Johnson 症候群など 2. Toxic shock syndrome 3. 壊死性筋膜炎 4. 感染性心内膜炎 5. 髄膜炎・肺炎球菌敗血症（とくに脾臓摘出後）

5 発熱

- **L（location）：部位**

> **パール**
> 発熱以外の局所症状がないかを必ず確認する．
> 局所症状がないことも重要な情報である．

　発熱や全身倦怠感のような全身症状の場合，部位を特定することは不可能である．しかし，感染症の場合は，数日で感染の病巣を示す局所症状が現れることが多い．感染の病巣を示す局所症状を認めれば，問題がある臓器も予測することが可能である（**表8**）．

　急性発症の高熱で，局所症状が現れにくい感染性疾患には，重症度の高い感染性疾患であることが多く（**表9**），さらに悪寒戦慄など全身症状をともなう場合は**敗血症**の存在も考慮する必要がある．

表8　代表的な感染性疾患と局所症状

	疾患	症状・所見
頭部	髄膜炎	頭痛，項部硬直，意識障害
	副鼻腔炎	副鼻腔叩打痛，後鼻漏
	中耳・外耳炎	外耳牽引痛
	咽頭痛・歯肉炎	咽頭発赤，扁桃腫脹，リンパ節腫脹，歯肉腫脹
	かぜ症候群	咳，鼻汁，咽頭痛
胸部	肺炎	咳，痰，副雑音
	感染性心内膜炎	心雑音，歯科加療歴，Janeway（ジェーンウェー）病変，Osler（オスラー）結節，Roth（ロス）斑
腹部	腸管感染症	下痢，嘔気・嘔吐
	腹腔内感染症	腹痛，黄疸
	尿路感染症	混濁尿，CVA（肋骨脊柱角）叩打痛
	PID（骨盤内炎症性疾患）	性器分泌物増加

CVA, costovertebral angle; PID, pelvic inflammatory disease.

比較的頻度の高い尿路感染である急性腎盂腎炎は一般的に菌血症に移行するのが早く，免疫正常者でも重症化する可能性がある．

　一方，慢性発症で局所症状がない場合は，非感染性疾患が多い．

表9　局所症状が現れにくい感染性疾患

1. 急性腎盂腎炎
2. 急性前立腺炎
3. 肝膿瘍
4. 化膿性胆管炎
5. 感染性心内膜炎
6. カテーテル関連血流感染
7. 蜂窩織炎
8. カンピロバクター腸炎初期
9. 歯髄炎
10. 髄膜炎菌敗血症，サルモネラ，レプトスピラ，レジオネラ，ブルセラ症

メモ

② AMPLER による病歴聴取

> **パール**
> 解熱剤の内服の有無については聴取する．
> 免疫能低下をきたす可能性のある病歴について聴取する．
> Sick contact や海外渡航歴について聴取する．

● M（medication）：服用薬

　来院前に解熱剤を内服しているかを必ず聴取する．体温が 37℃の場合であっても，実際は 40℃近い発熱が解熱剤の影響によって 37℃となっている可能性がある．

　抗菌薬の服用や，別の医療機関を受診しているかも聴取しておく．また，年齢を問わず「薬剤熱」は起こり得るので，内服歴については聴取しておく必要がある．薬剤熱は，投薬開始後 1〜3 週間して発熱することが多いといわれているため，特に 1 ヶ月以内の内服歴を確認しておく．薬剤熱の特徴は，体温に対して相対的に脈拍数が低く（比較的徐脈），熱のわりに元気なこと（比較的元気）が挙げられる．

● P（past medical history）：既往歴

　既往歴の確認では，免疫不全のリスクを確認する（表 10）．

　基礎疾患に血液悪性疾患がある場合や，癌に対する化学療法を施行されている患者は，"好中球減少症"にともなう発熱の可能性がある．発熱性好中球減少症（febrile neutropenia: FN）は，最初は軽微な症状であっても急激に症状が進行する可能性があり，FN が疑われれば緊急度を UP する．

　ステロイドや免疫抑制剤を使用している患者も，細胞性免疫不全によって感染が重症化することがあるため，緊急度を UP する．

　また，"血糖コントロール不良"の糖尿病患者も，感染症に罹患しやすく重症化しやすいため，糖尿病の既往については確認しておく．一般に血糖コントロールが不良なほど易感染性が高まる傾向があるが，血糖値が 250mg/dL 以上になると好中球貪食能が急速に低下するといわれている．

表 10 免疫不全のタイプとリスク

タイプ	リスク
好中球減少症	化学療法,放射線治療,薬剤性,血液疾患など
細胞性免疫不全	ステロイド,免疫抑制剤,骨髄移植後,悪性腫瘍(悪性リンパ腫),HIVなど
液性免疫不全	脾臓摘出後,多発性骨髄腫,放射線治療など
バリア破綻	末梢/中心静脈カテーテル,アトピー性皮膚炎など

HIV, human immunodeficiency virus.

- **E(event):病歴**

同様の症状を有する人との接触歴や,周囲の発熱患者の発生規模などの sick contact についても確認しておく.

多人数に対応する仕事(学校や受付など)や, sick な人と接触する仕事(医療従事者など)かどうかも確認する.流行性疾患を疑う大きなヒントとなる.

海外渡航歴(旅行歴)についても必ず確認しておく.具体的にどこで何をしていたのか,飲み水や食べ物の内容,汚染された水や土壌との接触,蚊に刺された経験,ワクチン接種の有無などを聴取する.

メモ

3 身体診察

①バイタルサイン

> **パール**
>
> Fever pulse dissociation を認めたら敗血症を疑う！
> 呼吸数 30 回 / 分以上の頻呼吸は敗血症を疑う！

　先述したとおり，敗血症の気づきは SIRS の診断基準であり，敗血症を診断するのはクイック SOFA（qSOFA）スコアである．つまり，発熱患者のバイタルサインの評価は非常に重要である．これらのスコアによる評価以外にも，特に「心拍数」と「呼吸数」の評価が重要である．

　心拍数の正常は 60 ～ 80 回 / 分であるが，体温 0.55℃上昇ごとに心拍数は 10 回 / 分上昇する（**表 11**）．これを fever pulse association（FPA）という．FPA の公式と比べて，それを超える頻脈を **fever pulse dissociation（FPD）** という．**FPD は臓器障害をともなう敗血症のサインである**．FPD を認めたら敗血症を疑う．

　呼吸数が速いことも敗血症の重要なサインである．重度の敗血症となれば，末梢循環不全による臓器障害により代謝性アシドーシスが引き起こされ，それを呼吸で代償するために呼吸が促迫する．また，重症敗血症の起因菌であるグラム陰性桿菌が産生するエンドトキシンは呼吸数を上昇させる作用があり，**呼吸数 30 回 / 分以上は重症敗血症を疑うサイン**である．

表 11　心拍数と熱の関係：FPA

FPA	△体温（℃）＝△心拍数（回 / 分）× 0.055 （体温が 0.55℃上昇すると心拍数 10 回 / 分上昇）
年齢と心拍数の関係	最大洞性頻脈＝ 220 －年齢

コラム　インフルエンザ　vs　かぜ

　インフルエンザは，その診断には「流行状況」が最重要な情報であり，「流行期にインフルエンザ様症状（発熱，咳嗽，咽頭痛，頭痛など）が急激に出現し，基本すみやかに自然軽快する疾患」である．そのほか日常よく遭遇する"かぜ"はインフルエンザ同様にウイルスが原因であり，これも自然軽快する疾患である．

　しかし，インフルエンザは合併症を併発して重症化することもあり，高齢者や免疫不全者であれば緊急性をUPする必要がある．また，インフルエンザは医療従事者にとっても，厳重な感染防止策が必要であるため，両者の判別は意義が大きい．

　一般的にインフルエンザは，悪寒，発熱，関節痛，筋肉痛といった"全身症状"が先行し，その後咽頭痛や咳嗽などの"気道症状"が続く．"気道症状"が主な症状であるかぜとは異なる病歴である（**表12**）．また，インフルエンザ流行期であっても，全身症状のみで気道症状を有さない発熱患者は，必ず敗血症を除外することを心掛ける．多忙となるインフルエンザ流行期ほど，トリアージナースはインフルエンザの特徴を理解しておくと鑑別に迷わない．

表12　インフルエンザとかぜの病歴の比較

	インフルエンザ	かぜ
原因	インフルエンザウイルス	主にライノウイルス
流行	冬季に多い	通年
発症	急激（時間も特定可能なほど）	急性（日は特定可能な程度）
発熱	しばしば高熱（38〜40℃）	微熱（37℃台）であることが多い
随伴症状	全身性（悪寒，関節痛など）が先行	主に上気道（咳嗽，鼻汁，咽頭痛）
合併症	肺炎，脳炎	まれ
ワクチン	あり	なし

索引

数字

2×2 表	32
3 item screening	152

A〜Z

ACS	105, 106, 112, 113, 114, 118, 119, 121
AEIOU TIPS	35
AIDS	159
AIUEO TIPS	35, 50
analytic reasoning	50, 52
anchoring bias	83
AOSC	124, 127
ARDS	166
availability bias	82, 83
backward reasoning	36
Boerhaave 症候群	110
Carnett's sign	144
charcot triad	127
chief complaint	22
chill	172
chilly sensation	172
chunk	42
clinical reasoning	26
complaint	22
confirmation bias	83
CPSS	147, 156, 161
critical	57
deductive reasoning	30
diagnostic reasoning	26
disability	48
DVT	106
EBD	65
EBM	28, 65
fever and rash	172
forward reasoning	36
FN	175
FPA	177
FPD	177
GERD	115
hassle bias	83
HIV	176
Hodgkin リンパ腫	110
illness script	65, 94, 145
intuitive reasoning	79
Janeway 病変	166, 173
jolt accentuation test	156, 161
JTAS	17
killer chest pain	104, 119
LQQTSFA	33, 63, 109, 130, 150, 169
LR	31, 70, 94
McBurney 点	139
neck flexion test	156, 161
NENA	17
neurologic symptoms / signs	153
NOMI	124
non-analytic reasoning	36
NSAIDs	138
odds	73
onset	60, 98
OPQRST	33, 63
Osler 結節	166, 173
over-confidence bias	83
pain over speed bump	143
pattern recognition	36, 79
PBL	41
peripheral sign	166
pertinent negative signs/symptoms	53, 62, 95
pertinent positive signs/symptoms	53, 62
PID	131, 173
Pott 病	110
POUNDing	152
probability	73
provoking and palliating factor	33
qSOFA スコア	168
quality/quantity	33
red eye	157
region and radiation	33
Roth 斑	173
S 状結腸捻転	99
SAH	146, 147
schema	65, 94
sensitivity	66
severity	33
shaking chill	171, 172
shared decision making	28
sick contact	176
SIRS	168
SnNout	31
SNOOP	153
SnOut	31
specificity	31, 66
SpIn	31
SpPin	31
sudden onset	61, 98, 99, 125, 134, 147
systemic symptoms / disease	153
Tietze 症候群	110
time	33
toxic shock syndrome	171, 172
VINDICATE	35, 50
walk-in SAH	154
warning headache	147
Wells スコアシステム	118
working memory	42

あ行

悪性腫瘍	163, 169, 176
悪性リンパ腫	176
悪化・緩和因子	33
圧痛	115
アトピー性皮膚炎	176
アベイラビリティ・バイアス	82, 83
アルコール多飲歴	139
アンカーリング・バイアス	83
アンダートリアージ	93
胃潰瘍	125, 129, 131, 135
医学的診断	22
胃癌	125
息切れ	106
意識障害	147, 148, 149, 173
胃・十二指腸潰瘍	131, 138
胃食道逆流症	115
一次性頭痛	145, 159
位置と放散	33
一過性意識消失	147
咽頭痛	173, 178
咽頭発赤	173
院内トリアージ	16, 20, 52, 95
インフルエンザ	178
ウイルス性心膜炎	110
ウイルス性髄膜炎	147
右季肋部痛	127
後ろ向き推論	36
うっ血性心不全	138
液性免疫不全	176
壊死性筋膜炎	171, 172

エビデンス		14
演繹的（後方）推論		11, 30
嚥下痛		107
エンドトキシン		177
横隔膜下腫瘍		110
嘔気	127, 148,	152, 173
黄疸	127,	128, 173
横断性脊髄炎		111
嘔吐	107, 121, 126,	127, 135,
	147, 148,	157, 173
オーバーコンフィデンス・バイアス		
		83
オーバートリアージ		78
悪寒	171,	172, 178
悪寒戦慄		171, 172
憶測		13
オッズ		73
オンセット		60, 98

か行

海外渡航歴		176
回帰熱		170
外耳炎		173
外耳牽引痛		173
外傷		148, 159
咳嗽	117, 155,	166, 178
咳嗽テスト	142,	143, 144
咳嗽誘発性筋肉内出血		111
蓋然性		62
外転神経麻痺		157
潰瘍性食道炎		110
解離性大動脈瘤		110
科学的根拠		14
化学療法		176
可逆性脳血管攣縮症候群		154
確証バイアス		62
顎跛行		148, 155
確率		73
下肢虚血		122
かぜ（症候群）		173, 178
仮説演繹法		30, 52, 79
仮説形成	14, 48, 53, 55,	79, 85
仮説検証		14, 54, 77
仮説再形成		54, 77
家族歴		118
片側性視力障害		148
カテーテル関連血流感染		174
化膿性胆管炎		174
下腹部痛		125, 126
下壁梗塞		120
川崎病		108
眼球外転位		157
間欠痛		132
間欠熱		170
眼瞼下垂		157
がん		110
肝細胞癌		126
冠状動脈疾患		108
関節痛		178

感染症		163
感染性疾患		169
感染性心内膜炎	164, 166, 170,	
	173, 174	
眼痛		148, 157
感度		66
肝膿瘍		174
カンピロバクター腸炎		174
感冒症状		148, 159
関連痛		101, 132
記憶のネットワーク化		43
気胸		109, 110
喫煙		118, 139
気道		48
帰納的（前方）推論		10, 30
キュア		15
急性咽頭蓋炎		171
急性冠症候群		105, 106
急性胸部大動脈解離	104, 105,	
	106, 108, 109, 117,	
	118, 119, 121	
急性腎盂腎炎		174
急性心筋梗塞	99, 104, 117, 119	
急性心タンポナーデ		121
急性膵炎		128, 131, 139
急性前立腺炎		174
急性虫垂炎	124,	127, 129
急性腸間膜（腸管）虚血		
	124, 126, 130, 134,	
	135, 138, 139	
急性腹症		123
急性閉塞性化膿性胆管炎	124, 127	
急性緑内障発作	146,	148, 157
胸郭運動障害		107
狭心症		110, 116
恐水症		107
胸水貯留		107
胸痛		104
共同意思決定		28
胸背部痛		119
胸部大動脈解離		99
胸膜炎		110
胸膜下甲状腺炎		111
胸膜性胸痛		106
胸膜性疼痛		115
局所的神経学的障害		117
筋緊張性頭痛	145, 149, 150,	
	152, 155	
菌血症		171
筋硬直（筋強直）		142
筋性防御		125, 142
緊張性気胸	104, 105,	107, 119
筋肉痛		178
筋力低下		149
クイックSOFA（qSOFA）		
		165, 177
くも膜下出血	145, 146, 147,	
	150, 151, 154, 155,	
	156, 157, 160	

クリティカルシンキング		14
クリニカル・パール		75, 94
群発頭痛	145, 149, 150,	
	152, 155	
ケア		15
経口避妊薬		118
警告頭痛		147, 154
憩室（炎）	110, 129, 131	
頸静脈怒張		107, 121
頸動脈解離		154
稽留熱		170
けいれん		147, 158
血液疾患		176
結核	110, 164, 166, 170	
結核曝露歴		166
血管性頭痛		155
血管病変		136
血痰		106, 117
結膜の充血		157
解熱剤		175
下痢		126, 173
倦怠感		166
降圧薬		118
行為中の省察		44
高血圧	106,	118, 160
膠原病	163,	169, 170
高コレステロール血症		118
好中球減少症		176
後天性免疫不全症候群		159
後頭部痛		151
後鼻漏		111
項部硬直	147, 156,	158, 173
絞扼感		112
絞扼性腸閉塞	124, 127,	135, 138
交連切開術後症候群		111
鼓音		107
呼吸		48
呼吸音		107, 121
呼吸困難	106,	107, 120
呼吸数		177
骨髄移植後		176
骨髄炎		110
骨折		111
骨粗鬆症		111
骨軟化症		111
骨盤内炎症性疾患		131, 173
根拠に基づく医療		28
混濁尿		173
コンファーメーション・バイアス		
		83

さ行

細菌性髄膜炎		147, 164
細胞性免疫不全		176
挫傷		111
作動記憶		42
サドン・オンセット		61, 98
さむけ		171

サルコイドーシス	110	心窩部痛	135	帯状疱疹	110
サルモネラ	174	真菌	110	体性痛	100, 132
三叉神経痛	150	心筋炎	110	大動脈炎	110
散瞳	157	心筋梗塞	106, 110, 112, 126, 131, 138	大動脈解離	113, 119, 120
歯科加療歴	173	心筋梗塞後症候群	111	大動脈二尖弁	106
時間経過	33	神経学的異常	153	大動脈破裂	111
子宮外妊娠	131, 134	神経所見	158	大動脈弁閉鎖不全	121
思考の二重プロセス	36	神経脱落症状	147, 156	大葉性肺炎	170
事後オッズ	31, 73	神経痛	110	打診痛	127, 142
事後確率	31	心原性ショック	106	多臓器不全	166
事後検証	91	人工透析	138, 139	多発性骨髄腫	110, 176
視診	48	心雑音	173	痰	173
歯髄炎	174	心室性不整脈	106	胆管炎	131
事前オッズ	31, 73	人生最悪の頭痛	147	胆石	131, 134
事前確率	31	心臓神経症	107, 109	胆石症	129, 139
自然気胸	107, 113	診断	19	胆嚢炎	131, 141
持続痛	132	診断推論	19, 26, 37, 93	胆嚢結石	138
弛張熱	170	診断推論のアウトカム	20	知識量	43
疾患スクリプト	94, 145	診断の除外	31	中耳炎	148, 159,173
疾患の支持	70	心拍数	177	虫垂炎	128, 130, 131, 138, 139, 141
疾患の除外	69	深部静脈血栓症	106, 117		
失神	117, 121	深部膿瘍	170	中枢性嘔吐	157
失明	148, 157	心房細動	126, 138, 139	中皮腫	110
歯肉炎	173	診療の補助	15	中膜壊死	110
歯肉腫脹	173			腸炎	131
シャルコーの3徴	127	膵炎	110, 131	腸管壊死	127
縦隔陽	110	水痘	172	腸管感染症	128, 129, 173
縦隔気腫	107	髄膜炎	146, 147, 155, 156, 157, 159, 173	腸管虚血	131
縦隔偏位	107			腸間膜動脈閉塞	136
周期熱	170	髄膜炎菌敗血症	174	腸管癒着	138
愁訴	22	髄膜刺激症状	147, 156	腸チフス	170
重度のう歯	159	推論	10, 13	腸閉塞	128, 129, 130, 131, 135, 138, 141
十二指腸潰瘍	125, 135	スキーマ	65, 94		
羞明	152	スタンフォードA型	106, 120	直感的推論	79, 86
宿便性穿孔	135	頭痛	145, 147, 173, 178	追加の情報収集	53
主訴	22, 53	ステロイド	138, 148, 159, 176	椎間板ヘルニア	111
腫瘍	110	スナップ診断	80	椎骨動脈解離	154
消化管穿孔	99, 124, 125, 131, 135	性器出血	126	椎骨脳底動脈解離	99
		性器分泌物増加	173	対麻痺	121
消化管蠕動	136	性質, 程度	33		
省察的実践	44	精巣(の)捻転	99, 134, 136	データ分析	13
症状の強さ	33	喘鳴	122	徹底検討法	35, 50
上腸間膜動脈血栓症	99	脊髄内出血	111	テネスムス症状(渋り腹)	136
上腸間膜動脈塞栓症	124	脊椎関節炎	111	転移性がん	110
小腸閉塞	138	閃輝暗点	159		
情報収集	12, 27, 53	全身症状	153	動眼神経麻痺	157
静脈還流障害	107	全身性炎症反応症候群	168	透析	126, 135
症例特異性	41	全身毒性	107	糖尿(病)	118, 148, 159, 175
食道炎	110	旋毛虫症	110	特異度	31, 66
食道がん	110			特定行為	16
食道破裂	111	側頭動脈炎	146, 148, 151, 155	突然発症	61, 98, 99, 125, 134 ,147
食道裂孔ヘルニア	111	粟粒結核	166, 170		
食物摂取歴	107	咀嚼	155	突発性食道破裂	99, 105, 107, 113
所見・徴候	22				
ショック	107, 125, 128, 149	**た行**		トリアージナース	17
徐脈	120	体位変換	155	トリアージレベル	22, 48
ジョルト・テスト	156, 161	代謝性アシドーシス	177		
視力障害	148, 156, 157	体重減少	166		
腎盂腎炎	131				
心音減弱	121				

な行

内臓痛	100, 101, 112, 132
二次性頭痛	145, 159
ニトログリセリン	115, 118
尿管結石	99, 128, 129, 131, 134, 138
尿毒症	111
尿路感染症	173
妊娠	106
妊娠関連疾患	129
認知バイアス	82, 85
ネック・フレクション・テスト	156, 161
ネットワーク化された医学的知識	91
ノイズ	62
脳炎	155, 178
膿胸	110
脳梗塞	99
脳出血	146, 147, 155, 157
脳腫瘍	155
脳静脈洞血栓症	154
脳卒中	156, 160
脳動脈解離	151, 154
脳内出血	154
嚢胞性線維性骨炎	111
膿瘍	170

は行

肺炎	110, 173, 178
肺虚脱	107
肺クラックル	121
敗血症	163, 164, 165, 168, 170, 177, 178
肺血栓塞栓症	110
肺水腫	121
肺塞栓	99, 104, 105, 106, 108, 112, 113, 117, 118, 119, 120
梅毒	110
背部痛	107, 147
拍動性腫瘤	125
拍動性頭痛	148
波状熱	170
パターン認識	36, 48, 79, 86
発汗	106, 121
ハッスル・バイアス	83
発熱	127, 147, 148, 163, 178
発熱好中球減少症	175
パーティネント ネガティブ サイン／シンプトム	54, 62, 95
パーティネント ポジティブ サイン／シンプトム	53, 62
バリア破綻	176
バレー徴候	161
破裂性子宮外妊娠	124, 126, 136
破裂性腹部大動脈瘤	124, 125
板状硬	125, 142
反跳痛	125, 127, 142
汎発性腹膜炎	125, 128, 136
皮下気腫	107, 122
非感染性疾患	169
脾臓摘出後	176
脾摘後重症感染症	171
一塊	42
批判的思考	14
皮膚筋炎	111
非分析的推論	36
非閉塞性腸管虚血	124, 126
肥満	118
病歴	28
頻呼吸	106
頻脈	106, 120
不安	106
不安定狭心症	106
風邪	172
腹腔内感染症	173
腹腔動脈瘤	126
副雑音	173
複視	157
腹痛	123, 173
副鼻腔炎	148, 150, 159, 173
腹部大動脈瘤（破裂）	99, 130, 131, 134, 136, 139
腹部膨満	128, 141
腹壁圧痛テスト	142, 143, 144
腹膜炎	129, 141, 144
腹膜刺激症状	127
不明熱	164, 166
ブールハーベ症候群	107
ブルセラ（症）	170, 174
分析的推論	36, 50, 52, 86
ベイズの定理	31, 73
並列認知構造	84, 86
便意	136
変形性関節症	110
変形性骨炎	110
片頭痛	145, 149, 150, 152, 155, 160
便秘腹膜炎	135
扁桃周囲膿瘍	171
扁桃腫脹	173
蜂窩織炎	174
膀胱炎	131
放散痛	106, 109
放射線治療	176
ホジキンリンパ腫	170
発疹	172

ま行

末梢閉塞徴候	166
マラリア	170
マルファン症候群	106, 118
マルファン様体型	108, 121
慢性頭痛	153
未破裂脳動脈瘤	154
脈拍	117, 120
ミンガツィーニ徴候	162
無月経	126
メタ認知	13
めまい	147
免疫不全	175
免疫抑制剤	176
毛様充血	157
模擬患者	95
問題解決	12, 41
問題表象	55

や行

薬剤熱	175
薬疹	172
尤度比	31, 70, 94
癒着性腸閉塞	127

ら行

ライノウイルス	178
雷鳴頭痛	147, 153, 154, 155
卵管妊娠	126
卵巣茎捻転	99
卵巣腫瘍	134
卵巣嚢腫	131
リウマチ熱結核	110
流行性胸膜痛	110
療養上の世話	15
臨床推論	10, 26
リンパ節腫脹	173
類似的認知	81
類皮嚢胞	110
ルール・バイアス	83
レジオネラ	174
レプトスピラ	174
肋間神経痛	111
肋骨骨折	110
肋骨脊柱角	173
肋軟骨炎	107

伊藤敬介（いとう　けいすけ）
　2011年　救急看護認定看護師資格 取得
　2015年　高知県立大学大学院 看護学研究科博士前期課程修了
　2016年　山口大学大学院 保健学専攻 高度侵襲医療看護学博士後期課程入学
　高知医療センター救命救急センター看護科長 救急看護認定看護師
　日本救急看護学会 プレホスピタル特別委員会委員長
　現在，臨床（診断）推論に関する研究活動のほか，プレホスピタルケアにおける看護の探求にも取り組んでいます．自身のテーマは「医学的知識をいかに看護に活用するか」です．看護においても，診断推論は院内トリアージに限らずさまざまな場面で活用できます．ぜひ，看護師の皆様にも診断推論を学習し，医学的知識を活用することで，予測性を持った看護を実践していただけることを願っております．

大西弘高（おおにし　ひろたか）
　1992年　奈良県立医科大学卒業
　1992～1997年　天理よろづ相談所病院にて初期および後期研修（総合内科）
　1997年　佐賀医科大学附属病院総合診療部
　2000～2002年　イリノイ大学医学教育部にて医療者教育学修士課程修了
　2003～2005年　国際医科大学（マレーシア）医学教育研究室
　2005～2013年　東京大学医学教育国際協力研究センター
　2013年～　東京大学大学院医学系研究科医学教育国際研究センター
　最近，地域包括ケアシステムがどのように構築されるべきか，特にそれぞれの職種がその強みを活かしつつ，住民の健康状態や医療・福祉への満足度を向上させるにはどうしたらよいかについて考えることが多くなっています．そのためには，「それぞれの職種が得意な問題解決とは何か」を吟味することが鍵ではないかと考えています．

ナースのための
臨床推論で身につく院内トリアージ
最速・最強の緊急度アセスメント

2016年9月20日　第1版　第1刷発行

著　者	伊藤敬介，大西弘高
発行人	影山博之
編集人	向井直人
（企画編集）	小林香織
発行所	株式会社 学研メディカル秀潤社
	〒141-8414　東京都品川区西五反田 2-11-8
発売元	株式会社 学研プラス
	〒141-8415　東京都品川区西五反田 2-11-8
印刷・製本	株式会社 廣済堂

この本に関する各種お問い合わせ
【電話の場合】●編集内容については Tel. 03-6431-1237（編集部）
　　　　　　　●在庫，不良品（落丁・乱丁）については Tel. 03-6431-1234（営業部）
【文書の場合】〒141-8418　東京都品川区西五反田 2-11-8
　　　　　　　学研お客様センター『ナースのための臨床推論で身につく院内トリアージ　最速・最強の
　　　　　　　緊急度アセスメント』係

© K. Ito and H. Onishi 2016 Printed in Japan.

●ショメイ：ナースノタメノリンショウスイロンデミニツクインナイトリアージ　サイソク・サイキョウノキンキュウドアセスメント

本書の無断転載，複製，頒布，公衆送信，翻訳，翻案等を禁じます。
本書に掲載する著作物の複製権・翻訳権・上映権・譲渡権・公衆送信権（送信可能化権を含む）は株式会社 学研メディカル秀潤社が管理します。
本書を代行業者等の第三者に依頼してスキャンやデジタル化することは，たとえ個人や家庭内の利用であっても，著作権法上，認められておりません。
学研メディカル秀潤社の書籍・雑誌についての新刊情報・詳細情報は，下記をご覧ください。
　http://gakken-mesh.jp/

JCOPY〈出版者著作権管理機構委託出版物〉
本書の無断複写は著作権法上での例外を除き禁じられています。複写される場合は，そのつど事前に，出版者著作権管理機構（電話 03-3513-6969，FAX 03-3513-6979，e-mail: info@jcopy.or.jp）の許諾を得てください。

装幀	大悟法淳一，大山真葵（ごぼうデザイン事務所）
本文イラスト	おたざわゆみ
本文DTP	中澤慶司